婴童四书·

婴童医理

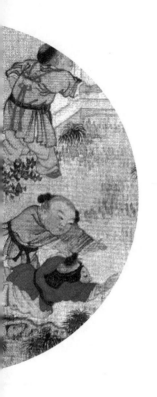

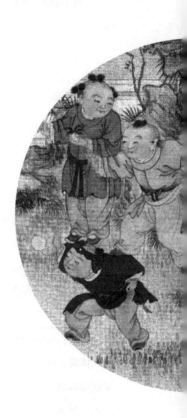

侯江红 著

中原农民出版社

·郑州·

图书在版编目（CIP）数据

婴童医理 / 侯江红著 . —郑州：中原农民出版社，2018.4
（婴童四书）
ISBN 978 - 7 - 5542 - 1858 - 7

Ⅰ．①婴… Ⅱ．①侯… Ⅲ．①中医儿科学 – 中医临床 –
经验 – 中国 – 现代 Ⅳ．① R272

中国版本图书馆 CIP 数据核字（2018）第 037797 号

婴童医理

YING TONG YI LI

出版社： 中原农民出版社	
地址： 河南省郑州市经五路 66 号	**邮编：** 450002
网址： http：//www.zynm.com	**电话：** 0371-65751257
发行： 全国新华书店	
承印： 新乡市豫北印务有限公司	

投稿邮箱： zynmpress@sina.com

医卫博客： http：//blog.sina.com.cn/zynmcbs

策划编辑电话： 0371-65788653	**邮购热线：** 0371-65724566
开本： 710mm×1010mm	1/16
印张： 9.5	
字数： 137 千字	
版次： 2018 年 4 月第 1 版	**印次：** 2018 年 4 月第 1 次印刷

书号： ISBN 978 - 7 - 5542 - 1858 - 7　　　　**定价：** 49.00 元

前言

　　临证数十载，总该有些东西示于同道，佐参于临床，希望有所裨益。有同道之良师益友谏言写一个理、法、方、药系列书，思来想去，总觉太大太深，学识无以及达，能拿出手的也仅是一些临床刍议小技，最终以《婴童四书》概为书名，亦即四本有关小儿临床的经验体会：一为《婴童医理》；二为《婴童医案》；三为《婴童释图》；四为《婴童释问》。所以冠名"婴童"，乃小儿又称，且较为顺口而已。寻问同道，皆以为可，遂定下《婴童四书》。虽四书浅薄，但皆源于临证之悟、之验，且吾有临证留痕之习，数载临床存积了不少笔墨，所以，若是仅供同道佐参，还算有些意义。

　　中医之道深奥莫测，探索之路无境，仁则见仁，智则见智，各抒己见，百家争鸣，故望同道指正！

　　《婴童医理》，简书临证中为小儿医之感悟、观点、体会、经验，或者共识，或识证之技，或临证施治之法，或先人医理之释，凡此诸多，皆为婴童医理，内容题目，皆以"论"为名，如"小儿脾胃论""小儿问诊论""小儿亚健康论""小儿欲病论"，名称以传统中医称谓冠首，无者冠以现代名词、名称，如"小儿疱疹性咽峡炎论""小儿秋泻论"等。所谓"论"者，小议之论也，非故弄虚玄之意。书分上论、中论和下论，上论者，关乎小儿之如何吃、睡、玩，或为医之道，为师之表，为徒之守，或四诊之技，或研读古人之悟。中论者，关乎临证之治法、治则、外治之术、方药之论、调理之技，总关小儿临证施治之验。下论者，关乎临证多病证之议，关乎小儿常见多发之病、之证，如"小儿汗证八法论""小儿上病下取论""小儿久咳论""小儿退热八法论""小儿'三炎'论""小儿血病论"等。全书均为吾临证之小技小法，又因擅长脾胃之论，故诸论从脾胃者居多。各论表述或多或少，不以长短为要，有寥寥数语者，也有长篇之文，盖从心悟而定。

《婴童医案》，乃临证有效医案。医案之述，遵其实况，皆为临证实例，入书标准为有效，其有效皆为亲自随访，或随于即时，或访于日后因他病就诊之机，原始记录皆有纸质、录像，或有图片。医案题目或始自病名、证名、症名、治法、病因、病机，不以定式，如"小儿久咳案""小儿手足心萎黄案""上病下取疗麦粒肿案""母子同治案"，无相应中医名称者，冠以现代医学名称，如"小儿疱疹性咽峡炎案"。小儿为病，多为常见多发之恙，疑难杂症不众，故《婴童医案》皆为小儿临证之雕虫小技，羞于大家之阅，仅为基层同道小参。案中所施之方，均源自临证经验之方，不外"消积方""感热方""咳嗽方""亚康方""婴泻方"五方，诸案多为五方加减化裁而来，为此，原本欲定书名为《婴童五方医案》，基于与余三书名称匹配，故仍以《婴童医案》为名。吾以为，擅长简明之法，调治繁杂之疾者，力荐也！《婴童医案》，言述临证治病之小故事。

《婴童释图》，全书均为临证望诊所获征象之可视图片，如发黄、面色萎黄、皮疹、手足心脱皮、针眼、皮肤粗糙、二便之异等共500余幅。每幅图片释有吾解，图说小儿临床可视性望诊之候，并述其临床伴随症状，旨在为同道四诊佐参比对，协助辨证论治。图片依据部位分门别类，如头面颈、眼耳鼻口、舌、胸腹、背臀、四肢、前后二阴、分泌物及排泄物。在该书中，如若同一患儿有多幅不同部位图片，则均在其中一个分类中显示，如湿疮，会有同一患儿的面部图片、腹部图片、四肢图片，皆在某一分类中同时出现，旨在方便整体理解。总之，《婴童释图》是以本人之见识，释解临证之图候。仅为同道所目参，且因于拍摄之光照、之角度不同，其图之色差有不尽意者，如舌之色，咽之赤，面之萎等。图片中某些非健康又非疾病之象，均以第三状态（亚健康、灰色状态、中间状态）释解，如皮肤粗糙、爪甲不荣、发不荣、面色萎黄等。"释图"者，释解临证之图像也。故《婴童释图》亦旨在为初为小儿医者提供直观参照，也是在校医学专业学生临床参考之书，以补当今教材之乏缺。

《婴童释问》，全书就小儿健康、疾病、保健、护理等诸多应知应会之疑，做出共识性及个识性释解。旨在为父母解惑。释问虽面向应知应会之父母，亦为儿保医师、临床医师、全科医师提供些临证解惑之话述，不使临证家长之问而謇塞，故尔，医者阅之也益。全书所列之问，源于有三：一是基于临证多年家长常疑常问；二是基于无数次科普宣教互动中所征集的三千余个问题归纳而来；三是基于专业需要之共性应知应会问题。全书力争通俗易懂，即为家长们学习，又为小儿医者参阅。

侯江红

丁酉年仲夏于绿城郑州

目录

◆ 中论 为小儿医者 法简技众者乃为上

上论

为小儿医者
必先悉童道诸医道

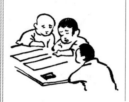

1　小儿医道论

小儿医，最不易。儿医在古时又称之为哑科，哑者，不语也。小儿有疾不能自诉，疼痛亦不能言，多以哭闹而察之。儿医之辈，必感之疾苦，速察其病，明其病位，正如《黄帝内经》所言"望而知之为之神"，凡为小儿医者必崇尚望诊之技。小儿科，无小事，盖因小儿非于成人之缩形，又不可同病同治论，如小儿之病，发病容易，传变迅速，易虚易实，易寒易热，必明辨小儿之特别，方可审慎治之。医者，小儿医为之贵，上工为小儿医者甚少。

为小儿医，必知识多。一要精习中医之理、方药之性；二要精习诸科之知，如内、外、皮肤、五官、骨伤；三要学习育儿之道、教儿之术，以揆小儿之心理。

为小儿医，应熟知育儿、教儿之常识。盖因小儿不言苦状，而父母虽知儿之习性，历儿之成长，日以照顾，却不知何为病候，故为小儿医者，除详询父母，亦应学习父母，有益为医者识候、明理、预后。

为小儿医，必多临证、勤思悟、善总结、询疑问，如是方令诊疗之术熟中生巧、巧中生妙、妙中生神也。如遇一贫血患儿，中医诊断为气血虚弱证，我们首先要思考气血亏虚原因，是因其造血之物匮乏？还是造血功能失常？还是气血消耗过度？溯本求源，追踪病之演变轨迹，揆度病情之变化，常自问"怎么会这样？为什么会这样？为什么此儿会这样？什么原因会令小儿这样？"正向推理，反向论证，历练四诊之技。如此则医理渐明，医术渐熟。

为小儿医，必善总结，常归纳，拥举一反三之能。为此，为小儿医者，应亲为书写病历，完成资料保留，每遇患儿复诊，必查阅前诊之史，询其服药情况，详知服药反应，扪问数个为什么？不效自问为什么？效验者亦问为什么？为小儿医应习众家之长，以富自我之技。然，学习之中宜多思悟，不可知其然，不寻其所以然，一知半解。如有医者言，小儿健脾不如运脾？何为健脾？何为运脾？何时健脾？何时运脾？什么可以健脾？什么可以运脾？虽一字之异，但临证之中则变化无穷。

为小儿医，必明辨中医与现代医学之别。现代医学注重看人患之病，强调诊疗统一、规范，更重视微观、局部。而中医则注重看患病之人，强调因人而异之不可复制性，更重视宏观、整体。若此，必炼其悟性，精习医理。令己擅长用简单之法处理复杂问题！研习概括复杂临证问题至简单之医理，寻上位病机、测疾病之预后，达到未病先防、即病防变之目的。如小儿热惊之预判、预防。

为小儿医，必思路清。思路者，即解决临证问题之方法、路径。临证之时应辨明病之要冲，择其方法，选其处方，择时择机，遵其路径。吾多从脾胃之治，盖因小儿脾常不足，却生机蓬勃、发育迅速，所需水谷之精微又富，小儿脾胃犹如"小马拉大车"，最易变生百病。如临证一患儿急躁易怒、情绪难控、病虽为情绪变化，似同心病、肝病，但又见纳差、腹胀、苔厚、便秘，知其病位仍为中焦，从脾胃调之，诸证皆失。吾思之，小儿之疾，多责之于脾胃。

2　为医素养论

为医之人，是医职业，必有为医之道，为医之心，为医之貌，为医之神，为医之形，为医之语，为医之处。为医者多注重技术，鲜有注重素养者，此乃为医素养。

为医之道，盖指医者之品德，必心灵康健。古人云"德不近佛者，不可为医"，即指此意。以佛道之心为医，应心系救死扶伤，忘我从业，不别高贵，不问贫富，万不可从医为财。为医者，怀敛财之心，必不能医技精湛，便无救人于疾苦之果。现今，为医之人，规避钱财诱惑，恬淡虚无，实属不易，圣医者，甚少可贵。另类为医之人，除贪图财富外，崇尚荣誉，获取权贵，不是专攻业术，而是趋炎附势，礼尚往来，上送下授，此为医者，虽职称高位，必不能医术于人，实多为下工之人；甚至有位居大医、名医、院士之人，终日忙于事物，四方游学演讲，临证甚少，何以以术祛疾？

为医之心，则指为医之人，应心静气平，神定不乱，尤其处置急、危、重候，必以冷静之心对待。心乱则思乱，思乱则术乱，甚者术错。必处事不惊。

为医之貌,盖指为医之衣貌。为医之人、之时,应衣帽得体、整洁,衣之色形应沉稳素雅,合其职业,适其年寿,不可奇装异服,浓妆艳抹。尤工作之衣,必清洁平整,切不可皱褶污垢,此为医之礼也。

为医之神,则指为医之人,应形神兼备,精神饱满,荣光和颜,于患者以鼓舞,切忌面倦哈欠,神疲语弱,给人以病夫之感,如是则衰其胜疾之心大半。

为医之形,则指为医之人,应形体康健,站有站姿,坐有坐形,行有行样,不可肢体动作过度,不雅之举避之,如是,抓痒弄鼻,斜坐歪头等均为不适之形。酒后、烟臭、语言謇塞、口气熏人均为诊病之禁忌。

为医之语,盖指为医语言规范。应言语和蔼,表达清楚,流畅通俗,自信沉稳,切忌语言迟疑,缺乏自信。忌用可能、试试、不知道等语。对于情志为患者,其言语更应准确谨慎,所出言语,必经心志思量,聆听专注,目光交流,耐心答疑。

为医之处,盖指为医之室、之境。诊疗之处,应环境清新、明亮、安静、整洁,规避脏、乱、差、臭,尤其诊室桌面、用具、洗池、床褥、窗帘更易体现。

中医看病,人文素养,不可缺失。有云:中医看病,是看患病之人,而非单单看人所患之病。

3 小儿师徒论

为师论

为儿医之师者,不独传业也,传道为先。为师常责徒之过,责其无德、其不敬、其庸术,实为师谬! 徒之过,师之责也! 故为师者,必先为师表。为徒师表有六:一师者,品德为先,心善品端,厚德载物,正如"德不近佛者,不可为医",必先以德示徒;二师者,学风严谨,不妄夸术技,多于临证,熟能生巧,巧能生妙,妙能生神,临床之术无之端极,正如"术不近仙者,不可为医";三师者,恬淡虚无,清心寡欲,高下不相慕,不以钱财为欲,以人命至重者,方为小儿医;四师者,为小儿医者之师,必知小儿,熟小儿之性,以父母之心,度小儿之苦,不近小儿者，不师为小儿医；五师者，为师者，不与徒争名利，待徒之心，必同儿女，爱惜之心常备；六师者，为师之为，皆应示良。盖指言谈举止雅，行步立坐正，仪表仪容端，公德纲纪良，师为徒仿也。

为徒论

为小儿医者，必从师于众家，习研众家之长，继承与创新并举，似师而非师也，如是则青出于蓝而胜于蓝。为徒者，有六守：一守者，必守遵师之道，敬遵为师，知情知恩，不可自以为是，不可心躁浮夸；二守者，勤于临证，擅于思维，悟道为先，习术为后，知道者，必令术技无穷也；三守者，勤学好问，博学众长，何也之心常备，一知半解，必不可解，惑之不解，小学而大遗；四守者，善总结，多归纳，彻悟为师之医理，如是方能举一反三，知其然，更知其所以然；五守者，必善待严师，品德端正，先习师德，后学师技，方为上德上医。为徒者，终生师从；六守者，勤劳耐苦，认真细致。为徒不以小而不为，"业精于勤""天道酬勤"之故也。

4　小儿就医论

小儿生疾患病，父母最为急迫，每遇儿病往往不知所措，急中生乱，正可谓是"病来乱求医，求医不知处"。求医问药，或不能详述病之征候，或漏述，或谬述，误导医者，令儿医误判误治者众，其过失可因于小儿父母，或因于医者不能明辨证候之谬误。故小儿就医，或父母，或医者，均应须知：

小儿就医之处。因小儿多为常见多发之证，近家诊治即可，不必小疾小证皆往名院名医，故不必费时耗力，舍近求远，贻误病机。至于外感轻证，或伤食小泻，均可自家自调，厚以衣被，节以饮食，热以沐足，多以浆水，足以安睡，如是多可自愈，不必求医。小病小疾，多处求医，必致杂药乱投，药害伤正，得不偿失。若多诊不愈，或急危重候，或疑难杂症者必求于上工之医、上工之院。疾病明确，应求医于专工医院，或擅长专工之医。必要时众医会诊。意外伤害多求于专院专科。业有专工，小儿患病应以见小儿医为先。

小儿就医之伴陪。小儿生疾多不能自诉，代诉之人尤显重要，应常伴陪患儿之人随医，因其人详知孩子病情，了解孩子生活起居，便能示医准确信息。有多人了解患儿病情而仅一人就医者，可于家中汇聚孩子之诸候诸证，或将患儿病情书于纸面以示医生，此可使医者准确知患儿病情，从而正确辨证论治。医者四诊合参时，应明辨信息之谬误，代诉之精准，如是则鲜有误诊误治者。

　　小儿就医之备。小儿患病常见多发，就诊亦为之多。父母应训练孩子放松勿恐，少惊不啼，在家可模仿医生看病游戏，使患儿更易配合医者四诊，便于获取疾病信息。如吐舌、伸手、张口、露腹等。有孩子就医惊怕，啼哭不止，无法四诊，必影响识病辨证，易漏诊误治。凡多处求医者，父母应备众医病历、检查报告，详述他医之嘱，供就医合参。就医之先，父母应详忆病前数日之异常，或病之诱因，如饮食、起居及不常之征兆以备医者询辨。所欲询之问题也可先记于纸上，以免就医慌忘。若是上学之儿，就医之前，咨询老师病前、病时情况，以备医问。对于可视之病状，父母在就医时可带实物或拍摄照片以示医生，协助诊病。

　　小儿就医之道。盖指患儿父母亲戚就医之心、之德。小儿患病，父母心急，盖能理解。然，小儿患病多急如电掣，治之可慢如抽丝，非诸证均可速愈，故患儿家长，必以沉稳之心就医，不可操之过急，催促速愈，或频换医生，多处投药，杂法乱治，适得其反。医者专工，必是尽心尽力。然，小儿为病，古称哑科，医者称哑医，盖因小儿患病，不能自诉苦处，难以辨治，此为常情，望父母亲戚善解，更不宜自荐治法用药，殊不知专业有专攻，故非家长一知半解而愈疾。儿之父母自荐治法，否定医者，必令医者思路混乱，误诊再所难免。为小儿医者最为难成。小儿医者，与尔同愿，更望孩子早愈，切莫多责。就医者之心善、之行善实为教养。父母与医者互为信赖，共盼儿之健康，共筑儿之成长。

5 小儿脾胃论

小儿初生，水谷之精微不赖母养，必赖自我之水谷运化，独立脾之运化，胃之受纳，以益生长发育。小儿脾胃乃后天之本，亦为生长之源。小儿脾胃特征有三：一则，之所以"脾常不足"，乃因于小儿脾胃为生长之源，其对水谷精微之需求更为迫切，加之小儿生长迅速，脾之运化水谷精微终日无足，故曰"脾常不足"。需求无度矣！二则，小儿饮食不能自节，因于生长发育之无度，故而饮食亦常无度。其无度有三：食无节律，食无度量，食无择选。三则，因于当今的衣食丰裕，其饮食之伤，更为常见。诸疾源于"病从口入"，"吃疾"好发，脾胃之伤，乃小儿诸多疾病之本源，即所谓脾胃乃小儿百病之源也。

小儿身长体重皆源于后天脾胃之旺盛，水谷之纳兴，精微之输布，如是则肉丰骨坚，形体康健。小儿脾胃旺，生长良，亦赖肝气疏泄，故调理小儿生长，春令最为当时。是令生机蓬勃，肝气升发，此期之调，最益小儿长形。正如《脾胃论·气运衰旺图说》曰："黄芪、人参、甘草、当归身、柴胡、升麻，乃辛甘发散，以助春夏生长之用也。"

小儿之生长，一赖父母之先；二赖脾胃之后；非独赖肾之升发。

小儿诸疾百病，饮食所伤者众，而饮食无常首伤脾胃，除常发之吐、泻、滞、疳外，其有因于饮食而致外感者，或因于饮食而夜啼者，或因于饮食而哮喘发者，而易感冒者，而久咳者，而汗证者，而多动抽动者，而天癸早至者，而癥病者，而嗜异者，诸疾诸证皆可因于饮食所伤。因于饮食而诱发之疾更众，不可枚举。

小儿脾胃归属中焦，乃上下焦之中枢，其上下焦之常、之恙均赖中焦之健、之畅。如肺系诸疾，可因于积滞而诱发，也可食积化热蕴痰，上贮于肺，令痰热咳嗽。痰热闭于肺则哮喘，则肺炎喘嗽。积滞易招诱六淫之犯，为小儿医者常识也。

外感发热者，必查脾胃之况，知积滞之轻重，中焦不良，必令外感不瘥，疏通中焦，驱邪外出。

久咳不愈，反复缠绵者，必调脾和胃，谨慎饮食。脾胃安则咳鲜犯。

哮喘者，必顾护脾胃方可根愈。小儿哮喘之发，其因有三：一因责之于外感之淫；二因责之于饮食积滞；三因责之于劳逸无度。因于饮食者为多，若过食过饱，过酸过甘，诸如此类，皆易诱发。脾胃健，复发鲜。

湿疮者，其内因多责之于脾胃，或脾胃虚弱，湿不运化；或心脾积热，湿热蕴蒸；或脾胃虚弱，气血不荣；其荨麻疹、皮肤高敏反应、皮肤瘙痒、皮肤粗糙亦多因于此犯。

小儿诸多情志之异，抑或因于脾胃之恙，如小儿之怯弱，脾胃虚，气血弱，心志失养，故怯弱。小儿急躁易怒，过肉食则肝火旺，经筋急，其必易怒多动。

小儿诸齿不荣者，多责之脾胃久不健运，积滞日久，湿热蕴蒸，如齿之白斑、脆薄、齿黑、齿黄、齿疏、齿迟等，非独责之于肾也。

小儿诸甲不荣者，责之于脾胃。脾胃虚弱，或积滞日久，或饮食不节，均可气血不荣，食滞成邪，或不荣，或邪犯，故可见爪甲不荣之白斑、脆薄、断裂、凹陷、粗糙、起层、枯白。反复甲缘逆剥刺亦责之于此。

小儿诸发不荣者，责之于脾胃。一责脾胃虚弱，气血不荣；二责伤食积滞，水谷不化；三责心脾积热，上蒸伤发。小儿发不荣因于肾者少，如发穗、发枯、发黄、发红、发白、发细、发疏、发立、发软、发脱。其头屑、小婴儿之胎脂甚，发际痒亦常责之于脾胃。

小儿肥胖者，唯责之于脾胃。乃脾胃运化太过，水谷精微输布不当，形不为精微之用，反聚为脂膏，健脾和胃方为大法。有医者疑，肥胖之儿，善食而肥，又何以健脾？此反为脾不健也，故食多而肥，或食少亦肥，均乃脾不健运之故。脾健则运化有常，不犯无度，必不令人肥，正如《脾胃论·脾胃胜衰论》云："胃中元气盛，则能食而不伤，过时而不饥。脾胃俱旺，则能食而肥。脾胃俱虚，则不能食而瘦；或少食而肥，虽肥而四肢不举，盖脾实而邪气盛也。"其"脾胃俱旺"，非指脾胃健运，太旺亦非常非健也。"胃中元气盛"，则指脾胃健运之常也。

小儿诸多免疫紊乱之疾，如过敏性疾病、结缔组织病、血小板减少性紫癜、过敏性紫癜、心肌炎、肾炎、肾病综合征等，其发病亦可因于脾胃，其病后亦可因脾胃而复发。调脾和胃，与之始终。

小儿癥痕、积聚、重症恶疾，调理脾胃亦宜。正盛邪祛，有医者称之为"敌友共存""带瘤生存"之道，从脾胃论治益也。

小儿脾胃，论之最要，若令脾胃常，养之有五护：一护者，儿之初生，食以甘淡，不可厚味，"吃少也"；二护者，儿之三餐宜时有定时，不可无度；三护者，小儿之食，宜"吃热、吃软"也，粥令胃气养，脾气健；四护者，"肚"最宜暖，寒凉最易伤中，或因饮食之寒，或因于药物之寒，或因于六淫之寒，或因于内伤阳虚之寒，凡寒皆可令胃伤；五护者，诸疾处方性味配伍，皆当避之伤中，宜伍用顾护脾胃之品。

6 小儿饮食论

小儿脏腑娇嫩，形气未充，生机蓬勃，发育最为迅速，因于此，必更显"脾常不足"，其对水谷之需更加迫切，又因"脾胃脆薄"，加之乳食不能自节，乳食为患甚多。常言道"病从口入"，其原意为乳食不洁，腐败伤胃所致吐泻之疾，现泛指小儿之疾，众有因于饮食所伤者，故乳食因素乃小儿重要病因病机，为小儿医者，不可不知。

大凡小儿常证好发之疾，多责之于乳食，病位在于脾胃，即使病位于肺，亦多与乳食相关。乳食乃小儿第一病因，外感乃第二也，伤食者易招之外感，外感又易兼夹食滞，二者互为因果，为父母者不可不知，为小儿医者不可不辨。然而，小儿饮食如何？

小儿因于饮食为病者，多责之于父母，一则无知饮食所伤之医理，二则无知饮食所伤之危害，唯恐小儿乳食不及，或乳食精细无度，或随食随与，规律无序，日久伤胃，形成滞、疳、吐、泻之证。故小儿饮食，宜遵循"食谱广，不偏食"之原则，即所谓"什么都吃点儿"！襁褓之儿又当以乳母为要。

小儿肠胃与人之作息同，当逸则逸，当劳则劳，休闲有度，故小儿乳食时间，宜食休有律，不可随欲随与，恐食入不足，强喂多食，《黄帝内经》云"饮食自倍，肠胃乃伤"，必源于此。小儿饮食必遵三则：一则定时就餐，盖指饮食规律，有时有度，年龄渐大，餐次递减，学龄之儿与成人同为三餐即可；二则就餐定时，盖指小儿每餐要限时不延，每餐之时，宜30分钟左右，餐食过久，肠胃过劳，过劳则伤；三则餐前备时，盖指小儿乳食之机，宜备时间，不宜醒后、玩耍之后即刻进食，宜备时少许，以使肠胃受纳有备。寐起初醒，诸脏腑之气未启，尚未做好受纳水谷之机，是时饮食入胃，必致乳食不化，不利于运化吸收。反之，剧烈运动之后即刻进食，此时诸脏之气正盛，均有所任，而脾胃功能尚弱，受纳运化不专，此时乳食，亦易"肠胃乃伤"。故运动之后，稍稍静休，之后乳食，则不伤胃也。

小儿乳食最不能自节，饮食之习最为重要，应遵循：专一、愉悦、独立之原则。专一者，忌乳食之时看影视、听故事、玩游戏；愉悦者，忌饮食催促、打骂、强喂强食；独立者，忌他人喂养，尽早使孩子自行独立进餐，大凡2岁小儿即可训之，学习独立使用多种餐具，自行就餐，古云"食后击鼓"，即是此意。小儿不食者，必因于强喂强食，遵"饥不择食"之道即可。

小儿饮食禁忌有九：

一曰：过好，乳食终日膏粱厚味，肉蛋过甚；

二曰：过细，乳食过于精细；

三曰：过偏，乳食单一，甚至仅喜食一两种；

四曰：过杂，乳食无序，杂乱无章；

五曰：过甜，过甜属甘，缓滞脾胃；

六曰：过酸，过酸生热，肠胃不受；

七曰：过冷，乳食寒凉，必伤脾胃；

八曰：过饱，乳食自倍，必伤肠胃；

九曰：过硬，不软、不糜令胃难腐糜，脾难运化。

7 小儿饮食不节致病论

· · · · · · · · · · · ·

小儿纯阳之体，形神均未臻完善，未臻成熟，故对饮食之需更为迫切，又因小儿脾常不足，脾胃脆薄，且常常饥饱无度，乳食不能自节，故小儿之疾，饮食所伤占之三四。

小儿饮食不节致病有四：

一曰饮食无时。谓之饮食无定时，随欲随与，致使脾胃运化无度，劳逸不节，则令小儿滞、泻、吐、胀，久之则疳。饮食无时，亦忌初醒即食，或运动之后即食，皆因脾胃受纳运化之气初启，是时乳食，则令食滞不化。

二曰饮食无量。谓之饮食过饱无度，终日饱胃胀大，易伤胃肠。正所谓："饮食自倍，肠胃乃伤。"

三曰饮食无质。谓之饮食过丰，膏粱厚味，脾胃不受，唯五谷果蔬鲜食。

四曰饮食无洁。谓之饮食非天地之自然之物，非独指洁净。现今之小儿，多食"工厂化"食品，加之诸多食材取之非天然之品，久食必致食毒蓄存，尤伤肠胃，进而伤及五脏。此饮食所伤，病机最为复杂，所生之疾，变化无穷。儿受天地之气生，必赖天地之气养。

临证之机，每遇节假之日，或遇大宴聚餐之后，小儿饮食所伤之疾剧增，其病因不外上述。小儿乳食所伤，最易招引外感。每多见积滞兼外感是故也。临证辨治，必明标本、识轻重、思缓急，序贯治之。

小儿积食最易外感六淫。

8 小儿果蔬论

· · · · · · · · · · · ·

小儿膳食，必搭配适宜。令荤素相兼，以素为主，果蔬佐使。然果蔬之用，多有误使。

一曰果蔬有时。小儿辅食果蔬，必遵渐续之则。婴儿之期，可予果蔬取汁，由少至多，缓缓喂吮，不可急食多喂。断乳之儿，其果品添食，必于餐后即食。盖因餐后食之，一则利口洁齿，健口齿；二则果食相合，促吸收；三则促传导，利腐熟。有言餐前食果品者，误也。

二曰果蔬有禁。果蔬虽益，也有弊，食之不当则为害：一则脾虚便多者节食，当食者令熟热后少许，入米粥亦可；二则热盛火旺之体，当节食过酸味、赤红色之果品，恐助热亢，如山楂之品，因消食除积，味酸甘甜，小儿食之甚多，食节也！三则以时令果蔬为先，过季之品不宜久食，有其时，长其果（蔬），养其人也；四则生养之地，食生长之果蔬，远域之果蔬节食。盖因"一方水土，养一方人"故也，天人合一之道。年长儿食果蔬，不宜取汁，久之必缓儿之胃肠，弱儿之口齿。

9　小儿睡眠论

············

睡眠乃小儿自然属性，因此，父母、医者常忽略不慎。殊不知，小儿安康无疾，多关乎睡眠。盖因小儿睡眠因果，与生长发育、智力心理、免疫功能密不可分。睡眠不及或睡眠多梦好动日久，必碍小儿生长发育，使其体弱消瘦，身长不及。久眠不足亦使小儿心智迟缓，急躁易怒，性格异样。久眠不足亦伤宗气，进而损及营卫之气，使卫外不力，易为六淫所犯，肺系疾病常发。小儿睡少，则食少，食少则气少，故营卫之气失职而患外感之疾。

小儿睡眠之长短，必因于年龄而差异。大凡年龄越小则睡眠时间越长，并无定时。唯2岁之后以每日10～13小时为宜。年长儿可于每日分二次入睡，昼短眠，夜则必长睡。睡眠有度，规律有时，如是则健康少病。

小儿睡眠四禁：一禁晚入睡；二禁情激恐怒后入睡；三禁餐后即睡；四禁困极方睡。

小儿睡眠病候有五：一有夜眠不安，彻夜翻覆，"胃不和，则卧不安"也；二有夜啼多梦，或因于乳食积滞，或因于惊恐惊吓；三有夜尿频，不困睡者，责之于阳虚不化；遗尿困睡不易唤醒者，从遗尿论治；四有夜眠咳著者多寒，必治；五有小儿发热之证每遇夜则热甚，尤夹惊之儿更应慎之，热至速、热势高，最易热惊。

盖因小儿睡眠，关生长，系心智，养活力，护元气，知病候，故为小儿医、为父母者，皆当得小儿睡眠之道。

10 小儿玩耍论

玩耍乃小儿天性，世人皆知，然而，玩耍关乎小儿健康，尤关乎心理健康，智力正常，心灵健康，社会适应性健康，如是皆与幼儿之玩耍相关，为父母、为小儿医者，皆应知会。之所以小儿玩耍关乎健康，皆因玩耍涉及长体、学知、益智、健心。

长体者，增长身体，强筋健骨。

学知者，学习知识，习练生活。

益智者，启迪智力，拓展潜能。

健心者，养心行善，关爱助乐。

小儿玩耍应动静结合，不可偏执。凡孩子常有好动者，应多静态之娱，如琴、棋、书、画等；素多静者，则多动态之娱，如武术、拳击、出游等。且孩子玩耍宜众童戏耍为上，益于孩子之协作、交流、团队之能力，是为健心之玩耍，如传统游戏，因其自然形成，更益孩子身心健康。小儿玩耍，宜娱学结合，玩耍中健心，玩耍中健脑，玩耍中交友，玩耍中教养，并在玩耍中学法、识险、自治。尤其识险，教导孩子在玩耍中识别危险，避免跌仆金刃所伤，预防意外伤害。

11 小儿避险论

小儿脏腑娇嫩，形气未充，神气最为怯弱，肌肤薄筋骨弱，神智不明，视物不害，最易跌仆损伤，虫兽为害，烫伤误食，且遇害不能自解，故小儿险害最为常见。令小儿意外之害常见多发者，多责之于父母教导不够，或教法相悖，小儿意外之害最难避之。

小儿意外之害跌仆损伤最众，盖因小儿行立不稳，平衡不济，又急于探寻天地之奇景，故极易跌仆，且多为轻轻皮毛之损，并无大碍。然，若手持尖锐之物，或地物尖锐凸突，或高位跌落，凡此均易伤其大害，令残令殒者不鲜。避险之道，则应令小儿无险之地多习多戏，练其筋骨，协其平衡，如是则不易跌仆，损害必少亦。父母必先于小儿玩耍之地，明辨有无险碍，之后方令小儿于此玩耍，勿令手持硬尖之物。

烫火之伤亦众。小儿肌肤烫火之伤多责之烫火之物避放不当所致。其烫伤之物有沸水、沸油、热食、烫器以及火灾之害。规避之要必令热物远离小儿所及之处。尤其是热食烫饭，孩子饿极，急寻急食，父母置滚烫饭食于不当之处，小儿寻食触及，烫伤肌肤。热烫之器亦易伤害，此器之热不明不显，最易为小儿触摸，更宜谨慎。有年长儿喜玩灯火者，最易因玩耍明火，令火灾伤害。

小儿车祸之害最易致残命殒，尤其是大龄之孩，公路玩耍不知规避，忽行突变，车辆避之不及，故常为车祸。避之之道，则常由父母为师教导行路之法，辨危险之处，自幼行路有矩，避车有规，如是则知险避险，勿令伤害。父母行路无视规矩者，其小儿为车所伤害者亦众。

小儿溺害，多见寒暑假期，学龄之儿，或下河浮水，或河边戏耍，不识水性，入水溺害。避害之道，教化小儿远离湖河深水，有触及者，必于父母视触范围，以防不测。训练幼儿熟知水性亦乃避险之法。

小儿虫兽之害，轻则蚊虫叮咬，肤红痒肿，多为轻症自愈，凡此种种，可涂敷碱水，以消毒性。而户外奇景，毒虫叮咬，或蝎蜈蛇毒，因毒性峻烈，极易危害性命。避险之道，辨小儿玩耍去处之险情，避虫蛇出没之处。小儿肌肤涂抹防蚊之剂也可有效规避。

小儿意外伤害，贵在教小儿识危险之物，别危险之处，辨危险之时，令其无害感触危险之觉，如令轻触热物，使其不悦，知其危害，再后不敢触摸。小儿好奇之心较甚，若父母常用"不""不能""不要""不敢"等训语，反使小儿更加逆反，好奇更甚伤害更易。

小儿误食毒物，常发于误食味甘之毒物，如曼陀罗之果籽，霉变之甘蔗，腐败之乳食。误食甘味重剂之药物更为常见，故甘味药剂，必置小儿不可触及之处。

12　学龄儿童考前易病论

临证应诊，常见学龄之儿每遇考前欲病，或已病，轻者临考机体状态失衡，研习不济，影响备考成绩，甚者令孩子无法完成考试。尤遇高考之机为多见。

其临床证候有四：一候倦怠乏力，心志涣散不济；二候急躁易怒，烦闷厌学；三候纳呆不食，头昏不寐；四候便干尿赤，易感易热。因于此者，令孩子学无记忆，思维迟钝，影响考绩，甚者半途退考。有父母问之，何也？四候之状，皆责之于父母！

一责者，父母关爱有加，使孩子饭来张口，衣来伸手，饮食起居，无微不至，考前更甚，如是令孩子倍感压力，唯恐考绩不佳，日日劳心，肝火旺盛，或劳思伤脾。何以避之？考试之期，父母宜少议教务之事，不使孩子心存压力，饮食起居有常，使孩子起居自理，心静恬淡，立以喜悦，无虑应试，若于此，反会发挥正常。

二责者，唯恐精微之食不济，饮食过好过细，日日膏粱厚味，煎炸膏脂，令孩子脾胃缓滞，食积化热，火热内盛外达，则孩子纳呆、便干、尿赤、急躁烦闷。避之如何？每遇孩子考期，必自身心火旺盛，此时宜清淡五谷为主，少许禽蛋鱼肉，辅以果蔬，使脾胃运化顺畅，无亢盛之害。留得三分饥与寒，令孩子神清气爽，无虑水谷精微之匮乏。

三责者，孩子因于压力而心火旺，寐不足，如是则思维不敏，或因于久坐无动，气机缓滞，食之无味，倦怠乏力，精力不济，思不集中，故而考绩不佳。如何？虽考期紧迫，也当令孩子劳逸结合，时时运动，舒缓筋骨，静心养气，如是则心志思敏。

四责者，每期考试，父母除膏粱厚味之外，每多予参杞，或保健之品，令孩子峻补无度，壅滞中焦，热盛火旺，反易招至外感，引发感冒、乳蛾、肺炎、食热诸疾。

13　小儿六气顺应论

风、寒、暑、湿、燥、火乃自然之气，人处天地之间，必受天地之气，顺之则无害。小儿之初生，必立自身之气，长自身之形，其形气具备必赖后天。独立脾之运化，肺之宣降，肝之疏泄，心之血脉，肾之生发诸脏之气。然小儿出生，亦赖天地之六气所养，风、寒、暑、湿、燥、火必触及小儿形气之体，故小儿初生，应顺四时，应六气，顺之则安，应时则壮。

故小儿之出生，育之六要：

一要初生之儿，不可过厚衣被。过厚则令日后不耐风寒。犹如暖屋之禾，纤弱不健，《幼幼新书》云"凡绵衣不得太厚及用新绵，令儿壮热"。唯母乳、啼睡顺其自然，骤异自然者，必为有疾不适，当细查之。褓养之儿，母婴同室，其室亦当气清、适湿气、宜寒暖，不可太过，太过则不健，日后多病。

二要初生之儿，不可厚味饮食。母乳之龄当先予之，唯乳母不可过食辛辣、膏粱、厚味。乳液丰裕可哺之周岁。母乳匮乏者，应及时五谷之汤补之。缺乳之母久哺，令儿迟软之疾。小儿饮食，不可早予厚重之五味，若非，必日后令饮食无味，厌食偏食，食之不悦。婴儿添加辅食，易清淡之味。

三要顺春时。春乃肝木升发之季，如禾之春萌，生机旺盛，人之受天地之气化生，亦顺春生、夏长、秋收、冬藏之化生。故小儿之春时，宜多令出屋，天地之间戏耍，劳其筋骨，如是则情悦、胃开、骨长。是令，最益小儿之生长也。若遇软弱之儿，春令调理亦当事半功倍。春之生长，调之更宜。然春时风气当令，寒暖之气乍变，最易感受风邪、疫疠之气。故此令使小儿户外，不可骤减衣被，户外戏玩，随手备衣，欲热得汗时，薄减厚衣，静息汗没时，急更厚衣，不令大汗，不急骤减。《小儿卫生总微论方》云："凡儿常令薄衣……薄衣之法，当从秋习之，若至来春稍暖，须渐减其衣，不可便行卒减，恐令儿伤中风寒。"春令多痲，亦益生长。

四要夏令当热汗。夏节暑火之气当令，此季万物生长，物产充裕，小儿必生机蓬勃。然小儿此令当热则热，当汗则汗，不可令儿居之室四季如春，终日不得汗，如是必令日后不耐寒热，体弱多疾。抑或因久贪生冷，伤及脾胃，而令小儿日后易生吐、泻、滞、疳。

五要秋令适燥应寒。秋令当气，宜令小儿薄衣，不可加之过急，如是可使小儿渐耐风寒之气，历练筋骨肌肉，令冬月少有感寒之疾。故《诸病源候论·小儿杂病诸候·养小儿候》云："数见风日，则血凝气刚，肌肉硬密，堪耐风寒，不致疾病。"秋令小儿多饮浆水，忌煎炸、膨化、干果之食，必不令燥气伤肺。

六要冬令调护有度。冬季寒气当令，小儿常常厚衣蜗居，此为适宜。然不可有过，适度触寒，亦属必要。小儿居室不宜过暖，否则令肌肉软弱，必致春月感触。故小儿冬令，非寒风太过，宜引小儿出户于外，适经风寒。雨雪之时，空气清爽洁净，此时户外则更宜，唯暖护颈、腹、口鼻。冬令进补，精微收藏，以应春令之萌长。然小儿之冬补，仍应以热、以软、以少为要，否则极易积蕴食热，反生疾病。

故，小儿与万物同处，必生于天地之气，适寒暑，应六气，顺之则安，不可避之太过。

14　小儿四诊总论

· · · · · · · · · · · ·

儿科诊病者，与诸科同也，医可以望、闻、问、切察患儿之外应，内测脏腑之所病也。望诊者，以肉眼视而观外应之神、色、形、态，以及诸排泄物以测疾病之法。闻诊者，以医者耳、鼻，辨患儿言谈、呼吸、喘咳、诸声息、气味，为诊病辨证之参。问诊者，为医与患儿或其家人以言谈交流，转知患儿病中之感受、疾病之终始、病史及治疗诸情况，以之为诊病法。切诊者，以医者触扪患儿之肌表而知，总有切脉及触肌肤腠理各部者。

然以小儿生理病理之殊异于成人者，故四诊其用也有所不同。其闻诊者，所查之范围有限；切诊并望诊者，易因小儿啼叫哭闹不能相配合致察而不明；问诊者，以婴幼儿有口无言，儿童之主诉亦未足采信以致受限。总而言之，四诊皆有其局限。是故，儿科益以望、闻、问、切四诊之合参为重，必集四诊，合而分析，去粗取精，除伪存真，方做由表及里、面面俱到之确诊。

15　小儿望诊论

望诊者，医者以目察知病情。小儿肌肤娇嫩，反应灵敏，凡外感六淫，内伤乳食，以及脏腑自身功能失调，或气血阴阳之偏盛偏衰，易从体表及苗窍形于诸外，不易受到患儿主观因素之影响，其反应病情之真实较成人更为明显。然小儿啼叫哭闹不能配合易致察不明。望诊概有整体望诊，望神色、望形态、审苗窍、辨斑疹、察二便、望指纹等。诊断多合于客观故可信，然医者望诊之时，必使小儿安静，于光亮之处，察全且有侧重，心细且宜快捷，方能尽善。

望神

小儿望诊重望神气，即观小儿精神状况，以目光、神态、反应为望之要。常言小儿天真无饰，不隐其情志，无喜而言不喜，或不喜而作欢喜之状。小儿皆此，平日神足，甚活泼，若病苦则见精神之变，故神气首定小儿不适，再知病之轻重，预知病愈与否。医者望神气以定病位之深浅。若精神怠则重，为病危之候。譬如，常病，治之甚简，若突见神惰气怠则当重视之。临床曾遇纠葛，家长不知两岁余患儿低热，为何收住院，家长甚拒，曰低热安须住院乎？热虽不甚高，神气甚差，示病沉、病重，故收住院，遗憾其病速恶无救。以此明望诊则首视小儿神气以断病之深浅。又有胃肠之气壅滞，饮食停滞，气机不畅甚，亦见倦怠神差者，当此之时，若小儿一吐一泻，则神爽即愈，故吐下二法可用之。

望头面

望头面，先望色，分以数者。面上之颜色，乃脏腑气血而发，颜色之红黄青白，乃寒热虚实之异。如《灵枢·邪气脏腑病形》曰："十二经脉，三百六十五络，其血气皆上于面而走空窍。"面色萎黄：常色为红黄隐隐，然萎黄者其色黄而无泽，不润，多为脾虚失运，气血不荣；若面色枯黄，疳证多见，为气血枯竭；若面目黄而鲜明，为湿热蕴积之阳黄；若面目黄而晦暗，为寒湿阻遏之阴黄，初生儿多见，判是否为疾。久病见之，为病重或重疾。面色青，青者于鼻梁、眼眶、口唇之处，责之脾虚肝旺，多见惊风、寒证、痛证、血瘀证。面色赤，血盈面部络脉故，赤甚，多为热证，又实、虚、内、外之分。此当注意，小儿加衣被过暖，活动过度，日晒烤火、啼哭不宁等致面赤者，不为病，但需谨防，汗出或热盛易犯贼风。实热者，面赤腮燥，鼻干焦，喜就冷，或合面卧，或仰卧，露出手足，掀去衣被。面色白，气血不荣，络脉空虚，多气虚、寒证；若色苍白者，多为阳虚或气血不足。小儿面色黑者，为肾气衰，每见于大病久病之后。水湿不化，气血凝滞，主虚冷证、水饮证、血瘀证。王肯堂《证治准绳·幼科》曰："夫婴儿，唯察其面部必有五色，以知病源。人身五体，以头为首，首中有面，面中有睛，睛中有神，神者目中光彩是也，隐显横冲，应位而见，以应五脏。"望头面察病位所在，是故五部五色应五脏，如钱乙《小儿药证直诀·面上证》曰："左腮为肝，右腮为肺，额上为心，鼻为脾，颏为肾。赤者，热也；黄者，积也；白者，寒也；青黑者，痛也，随证治之。"《小儿卫生总微论方》亦云："左颊主肝，右颊主肺，额上主心，鼻上主脾，颐上主肾。色青为风，色赤为热，色黄为食，色白为气，色黑为寒也。"

望面色花斑，即白、黄相参，或为虫病，欲药去之，多无果，实多非虫因，此须详审，亦不可与肤病混淆，此多脾胃久不和，胃肠虚弱、积滞、厌食、疳证致气血不充，面肤不荣，故多见花斑。吾认为面色萎黄、花斑，不可仅言虫疾、肤病，多责之胃肠，小儿饮食不节，杂食无度，久伤胃肠，可令小儿面部花斑。积滞体质之小儿此面色之候常现。

审苗窍

脏腑之病，外现于苗窍，如《幼科铁镜·望形色审苗窍从外知内》曰："五脏不可望，唯望五脏之苗与窍。"

望口唇。观淡白、赤红、潮红、皲裂、干燥。唇色淡白为气血亏虚；唇色淡青为风寒束表；唇色红赤，干燥、皲裂者，多心脾积热；唇色红紫为瘀热互结。环口色青为惊风先兆；面颊潮红，唯唇周色白，是丹痧之象；唇面干燥，红肿、皲裂、甚或出血，且眼结膜充血者，多为川崎病。

望巩膜。巩膜或见散在红点，为出血，不皆以眼疾论，多为小儿疾咳、呕吐剧作，压力暴增使然，不为血疾。此出血点可自渐消。巩膜黄染，见于黄疸，当四诊合参以别阴阳。

望口腔。黏膜色淡为虚为寒；黏膜色红为实为热。口腔破溃糜烂，为心脾积热；口内白屑成片，为鹅口疮毒。上下白齿间腮腺管口红肿如粟粒，摩腮部无脓水出为痄腮，由外感时疫得之。若颐颌处有脓水出者为发颐，此多由于邪热毒壅结，经络阻滞，热盛肉腐化脓所致。

望二阴。若肛周潮红糜烂，为湿热下注或久泄者，或肛周湿疹者。若肛门赤甚，此乃内热盛。女童前阴若见潮红瘙痒，亦见湿热下注，或蛲虫之患亦现同候。

望咽腔

必查咽腔赤红与否，有无溃疡，有无脓疡；喉核肿大否，喉核红赤否，有无脓点脓斑。如疱疹性咽峡炎，上腭黏膜见溃疡、充血、水肿，故诊之。手足口病亦可见此候。

外感之时咽红多风热，色淡多风寒。咽疱疹色赤，为外感时毒；咽滤泡增生，为瘀热壅结。乳蛾红肿，为肺胃热结；乳蛾溢脓，为热壅肉腐；乳蛾肿而不红，肥大，多阴伤瘀热未尽或肺脾气虚不敛。咽喉有灰白伪膜，拭之不去，重擦出血者，为白喉，现今罕见。

望齿龈。齿为骨之余，龈为胃之络。齿衄龈痛，为胃火上冲；齿龈溃烂不愈，口味臭秽者，多为牙疳；大凡齿龈反复衄血，渐甚者，当辨血病，如再生障碍性贫血、白血病等；寐中磨牙，为肝火内亢，或脾虚积滞，或虫积。

望舌

淡红舌为常。舌质淡白为气血虚亏；舌质绛红为热入营血；舌红质干为热伤阴津；舌质紫暗为气血瘀滞。舌起粗大红刺，状如杨梅，称杨梅舌，常见丹痧。

舌体瘦，往往见于大病久病，或病之极期，譬如油灯，类灯油将竭也。

望舌苔者，察舌苔之色变，有黄苔、白苔、灰苔、黑苔，察舌苔之厚薄，视苔质之粗细，即观其粗干、细腻与否。舌苔白腻为寒湿内滞或食积内停；舌苔黄腻为湿热内蕴或食积化热。舌苔花剥，经久不愈，状如地图者，为脾胃不和，或少有气阴不足。舌苔厚腻垢浊不化，伴腹胀便秘者，谓"霉酱苔"，为宿食内停，中焦气滞所致。小儿舌苔易为色物所染，望舌苔之色异者，当辨小儿是否染苔。如食巧克力，则发黑发灰；食橘橙，则黄染。小儿常以药食染苔，如食橄榄、乌梅、铁剂等致黑苔等。小儿舌苔极易为色染亦属异常，多为腻、厚、粗苔更易染色也。

望舌苔之有无。常舌为薄苔。舌面光亮无苔，见于热盛伤津，或大病久病之后；花剥苔亦有别，若苔处薄厚不等者，当从色、质等辨之，治则不同。若地图舌之舌苔厚且腻，为虚中挟实，治当补虚兼祛邪。

舌苔之状，显胃肠之态。譬如，若小儿舌苔忽见白、厚、腻皆甚者，此患儿多为食积，欲病先兆，易发外感疾患。故见此当急解之，若不解，小儿辄宜病。发热儿，舌质红、苔白、厚腻者，则祛邪并消食导滞，积滞不除，外感难愈。如一儿见腹胀，视舌质舌苔，见舌红苔厚腻，小儿多见急高热。譬如，痰热咳嗽伴见苔厚腻者，必消食导滞，先治积滞则为本，盖因肺与大肠相表里，浊气不降则肺气不宣，故不可仅宣肺止咳，必兼消食导滞，其本不解，表疾难愈。

望五脏之余

望齿之荣润。齿常乳白色，润泽。若齿不荣，或有色黑，譬如龋齿，或有质枯，如死牙死骨，或色黄，或齿疏、稀，齿缝大，或齿形如锯。齿之变，当从脾胃视之，多为脾胃气虚日久，化生不足所致。古人常将齿与肾联系，肾主骨，齿为骨之余，故喜治以补肾、壮骨。实因小儿脾胃不和，不良习惯所致，宜调脾胃，调饮食，促健运，使其荣长。如《慈幼新书》云："齿龈，上属足阳明胃，下属手阳明大肠。而其为病也，责胃居多，但所伤有胃血胃气之异。"

望发，发质荣润否。发之不善者，如白、黄、细、疏、软、脱、枯及穗。发白者，有散在之白、片状之白。脱发，小儿发落较多。如易感儿，肺脾气虚，不荣则发不养，当勿轻补肾，培土生金，营卫相合，少患疾故愈。吾以为脾胃运化失职，积滞日久，均可令发不荣。初生儿，发有微细软黄，整体佳，则勿多意，随年岁之大则向愈。

望爪甲之荣润，望爪甲之脆薄否。小儿爪甲易劈折，或裂纹、裂缝，或爪甲剥层。断裂者，爪甲先存深横纹，随甲长致循此横纹断；爪甲白点白斑，多脾胃不和，气血不均；枯白，爪如枯骨，无光泽，气血失荣；嗜甲者，爪甚秃，短而参差。吾以为爪甲不荣者多责之于久病，脾胃虚久、疳证、嗜异证所致，散其注意力，调脾胃以解，非补钙及维生素类。

望皮肤

望皮肤，望颜色、粗细光亮等。譬如，小儿久疳，肤色干黄或苍白，或鱼鳞状，或脱屑甚。

望皮疹，辨其异同。若隐于皮，常点大成片，不高出皮面，压之不褪色者，谓之斑；点小量多，高出皮肤，压之褪色者，谓之疹。斑疹在儿疾多见时行外感，如麻疹、奶麻、风痧、丹痧、水痘等。亦见于内伤，如紫癜。温病热入营血，则其斑大小不一，色鲜红或紫红。疹有疱疹、丘疹，以疹内存液与否分。疱疹多见于水痘、脓疱疮诸疾。丘疹见于麻疹、幼儿急疹、丹痧、荨麻疹等，可参问诊别之。

16 小儿闻诊论

· · · · · · · · · · · · ·

闻诊者，概有视听，即医者以听嗅察患儿所发声音与气味。《景岳全书·小儿则》曰："声由气发，气实则声壮，气虚则声怯。故欲察气之虚实者，莫先乎声音。"闻声音即听小儿之啼哭、呼吸、咳嗽、言语等，可辨疾病之寒热虚实、外感内伤；嗅气味即嗅小儿口气、大小便之气味等，依据气味之出处，可辨疾病之病位病性，推病之预后演变。

闻声音

闻咳声，助辨表里寒热。如咳声之清浊别风寒咳、风热咳、风燥咳。咳声不扬者为肺气失宣；剧咳、连咳、咳兼喘憋者为肺失肃降或肺气闭塞；干咳无痰，咳声嘶者为燥热伤津；咳声嘶如犬吠者，须防喉风、白喉类疫毒攻喉；久咳声哑者，为肺阴耗伤；久咳声轻无力者，为肺气虚损；呼吸微弱，咳声无力，为肺气欲绝。

闻喉鸣音，可见喉头水肿、急性喉炎之类。咳喘时发哮鸣音者，可闻"丝丝"之音，此多见小儿毛细支气管炎，亦属喘憋肺炎，两岁以下幼儿多见；若闻喉中痰鸣音者，为外风引发伏痰，风痰阻肺，发为哮鸣，初发者应及时调控，治其标，随后调体质固本，防止变生哮喘。小婴儿喉痰久留不去者，多为肺气已伤，痰湿未尽，不妄诊为喉软骨发育不良。

闻呼吸、心跳。今医者借听诊器，闻呼吸、心跳者众。常儿呼吸均匀调和，心跳均匀节律。闻呼吸包括小儿呼吸频率之快慢、气息之强弱粗细、呼吸音之清浊等，如异常呼吸音，可闻及音粗、痰鸣音、干湿啰音等，判痰之成无，判病位所在。闻肺中湿啰音之多少、大小可助判肺炎喘嗽之病程演变，若细小水泡音渐变为大水泡音，示渐愈之候，反之，示为病进。水泡音多而密者，提示病甚，反之稀而少者，病轻。闻心音、心率、心律等，判断心主血脉、藏神之功。闻有无先天之疾，若疾者，应测其预后，适时手术。

闻儿之鼾音，判眠时呼吸通畅否。若乳蛾反复日久、腺样体肥大，阻碍气道，气机不畅，于夜常作打鼾；鼾甚着，气息暂止，短暂而不自觉，然久必伤五脏，或见唇厚，口干，唇燥，口齿畸形，甚或影响心志。多梦之儿亦打鼾或呓语；若睡姿不适，易发鼾声，更换姿势，则鼾声自消。然此皆以问诊获取信息，非医直闻之，为家长察之后述于医者。

闻哭声。儿不能详言，哭多诉之。小儿之啼因概有数端，一者不快、不适；二者疼痛、瘙痒饥饿；三者本能；四者情绪。正如《育婴家秘》云："小儿啼哭，非饥则渴，非痒则痛。为父母者，心诚求之，渴则饮之，饥则哺之，痛则摩之，痒则抓之，其哭止者，中其心也。如哭不止，当以意度。"寻哭之因，知儿何故。如新生儿初离母腹，则发响亮啼哭，此为新生儿之本能，然肺气始作。如新生儿期，不啼者多为病也，见不啼，或少啼，初生不啼者，乃属病态，必急治。

婴儿亦多啼，平素哭声清亮而长，并有泪液，无他症者，属常也。婴幼儿有诸不适之啼，如衣被过暖、过凉、口渴、饥饿或过饱、欲睡、欲求抚抱、裹厚妨动、尿湿浸肤、虫咬、受惊等，祛其因则哭止。若疾病之哭，声音有力者多为实证；细弱无力者多为虚证；若小儿忽然大啼作声，哭声尖锐惊怖者多为剧烈之头痛、腹痛等急症；哭声低弱目干无泪者多为气阴衰危之证；哭声尖锐，阵作阵缓，伛偻曲背，多为腹痛；哭声响亮，面色潮红，当审发热否，察其病本；哭而骤止，时作惊惕，须防惊风发作；吮乳进食时啼哭、拒食，可为口疮，或咽喉肿痛；啼哭声嘶，或如犬吠声，呼吸不利，谨防咽喉急症。

夜啼，指白天如常，入夜则啼哭不安，或每夜定时啼哭，甚则通宵达旦。小儿多夜梦、夜啼，此多责之胃肠功能有恙，以"胃不和则卧不安"，调和脾胃，机体舒适，夜啼则愈；或受惊吓，怯懦体质、高敏体质有关。或哭声绵长，抽泣呻吟，为疳证体弱；或哭声极低，或暗然无声，须防阴竭阳亡。如《万全方》小儿有惊啼、有夜啼、有躯啼。小儿哭声应辨别阴阳缓急寒热虚实，以洪亮为实证，哭声微细而弱为虚证；哭声清亮和顺为佳，哭声尖锐或细弱无力为重症。

闻磨牙声。吾以为夜间磨牙频作，夜眠不安者，多为积滞或晚食过度。

闻肠鸣、矢气。肠鸣又称腹鸣，胃肠气机之声响。矢气俗称"放屁"，是肠中气体由肛门排出时发之声响。若肠鸣音著，无矢气者，谨防肠腑瘀闭，成急症。如闻小儿肠鸣噜噜作响，此多于腹泻患儿，亦即腹中寒者，多以腹部受凉故。正如《灵枢·杂病》曰："厥而腹响响然，多寒气，腹中谷谷然，便溲难，取足太阴。"闻肠鸣、矢气助辨脏气之虚实、邪气之寒热、肠腑之通顺。

闻气味

闻口气。口为胃之通道，胃气上熏，发为口气。口气臭秽，多属肠胃之热郁蒸，浊气上升。口气臭腐，牙龈肿胀溃烂，则为牙疳；口气臭秽，嗳气酸腐，多为伤食。口气者，为疾病之先兆，可测欲病之吐、泻、滞、疳，或将发外感之热、咳、痰、喘，细心留之，可知其欲病，及时防治。口气腥臭，见于血证，如齿衄、胃内出血；口气腥臭，咳吐浊痰夹血，则为痰热壅肺，郁而成脓之肺痈。如闻口臭，常发不消，酸腐秽气，晨起较著，若甚者昼亦得闻，此气乃出于胃肠，而非源于口，不能以刷牙漱口改善，此多属伤食积滞，久之不去，必见吐、泻、滞、疳之患，视胃肠有恙，当调脾胃；若近日偶发口臭著，知欲病之势，防患于未然。

闻呕吐物。呕吐是胃失和降，气逆于上之表现。气味酸腐而臭，多伤食积滞。胃纳水谷而脾化之，小儿宿食不消者，气逆而出。儿初不知樽节，胃之所纳脾气不足以胜之，故易食积，又复饱食攻击胃肠，胃不纳，故致呕吐。若食在胃之上口者，易吐之，食在胃之下口，易泻之。如《幼科释谜·食积》云："脾经积滞未除，再为饮食所伤，不吐则泻，不泻则吐。"初呕者，不宜止，止呕易关门留寇、留邪于内，吐则积消，病根自除。《证治准绳·幼科·吐》云："（曾）论吐之原，难以枚举。有冷吐、热吐、积吐、伤风嗽吐、伤乳吐，其吐则同，其症有异，各述于后。冷吐，乳片不消，多吐而少出，脉息沉微，面白眼慢，气缓神昏，额上汗出，此因风寒入胃，或食生冷，或伤宿乳，胃虚不纳而出。"然临证中，伤食致呕吐者众。

闻大、小便。大便气味有酸臭、秽臭、腥臭等。若涩臭，类于氨气，胃肠中宿食腐熟有异故也，多饮食不节、伤食积滞；若下利清谷，臭味不著，多脾肾两虚。闻小便，若尿臊味甚，多示热盛并积滞，引而湿热下注；小便清长少臊，多为脾肾虚寒。前阴气臭者，女婴易患，概因生理之异患之，多属湿热下注。若见浊物者，属湿热蕴久，败血腐肉，更甚。尿、汗为霉臭味，或鼠臭味，为苯丙酮尿症，乃染色体异常所致，早发现并干预，可避免恶变。此非医者直闻之，乃听家长闻后述之，亦可归于问诊之范畴。

闻鼻气、耳气。闻鼻呼出之气，若觉有臭味，伴鼻气热，甚或熏手，此为内热盛者，或外感热毒，或发热重症，多见时行之邪感染患儿；若鼻出臭气，涕浊不止者，为鼻渊证，亦可见鼻窒、鼻衄等诸疾，概不能仅诊治于鼻窍，必整体辨证论治，治病求本。闻耳气，小儿哭闹、抓耳，又闻得臭秽之气，多为脓耳证。

闻诊，即通过诊察患儿各自异常的声音、气味，来推断疾病之寒热虚实、脏腑之气血盛衰、邪气之性质盛衰演变，如是方详得病情。

17　小儿问诊论
∙∙∙∙∙∙∙∙∙∙∙∙

医家以幼科为最难，因婴幼儿有口无言，其疾痛不能自述，年长儿亦往往不能信诉，故医者多通过与其家人言谈交流，转知患儿病中之感受、发病之始末、病史及治疗诸情况，以助诊病。然家长往往揣度，或夸大病情描述，或忽视患儿病变先兆，不实者众。故问诊必慎辨所言，注重问诊之技巧，以达问诊所图。如大便本应望诊获知，因时间地点受限，临床实多以问诊而知。正如《医宗金鉴》言："望色只可以知病之处，非问不足以测病之情也。"问诊之关键：问何人，如何问，问什么。小儿问诊，诊病辨证之要术。

问何人？当明所问，应问准。被问者首选小儿之监护人，与小儿生活日日密切之人。小儿看护之人众，然就医代诉者寡，或代诉者与小儿非最相关之人，均致问候不确。问小儿之眠，当问常伴儿寐之人。复如昼日情况，小儿昼于幼儿园，监护人应知园中情况，当询知园中监护人，转而告于医者。问进食，当问常伺小儿饮食之人，非平日故不知小儿膳食当否。若挟小儿就医乃其父，平素育儿乃其母，若独问其父，即不得病之候。总之，问何人，应为与儿生活密切者，问与其症之相关者。携小儿就诊者，应详细了解小儿之整体情况。喂小儿服药者，应详知医嘱，由专人伺喂，以防大意致误。

如何问？问诊之法，欲问诸证，当明症之要数，症需辨数发或偶发，频率可测病之轻重，概不可一问而解。如欲知小儿口臭否，当问其数、其程度。家长反馈多简，仅言其臭或否，然偶发与常发实异，偶发或为常，常发则病。家长欲就医偶嗅小儿口气，平素并未在意口气存否，此不当辨病之有无。问症，需问起于何日何时，有何诱因，近日症状或平素症状有无异，异作何？以知欲病之势，病前之态，知病因，对因施治。譬不欲进食者，当问时久，推病程长短，知其中之异，辨证之虚实。问症，当知症状之异，如问咳嗽、问咳嗽之轻重、咳声之频率、咳之兼症、咳随时间之变化等。问诊，应详问要症，问而知之，以助明确诊断。

问什么？凡诊病者，先问何人，或男或女，次问病起于何日，初生之况，再问其嗜欲，以知其病。正如《素问·三部九候论》云："必审问其所始病，与今之所方病，而后各切循其脉。"据临证时出现频次之众寡，症情之缓急，详述临床问诊以下：

问病之源。《医宗金鉴·四诊心法要诀》云："问之之道，亦所当知也……问其因而得其情也。其要在视其五入，即可以知病情之起止也。"问家长可知病之由否，如问家长大便常否，当问是何起因，助其回忆儿病前之异状，回寻病因，为辨证奠基。

问饮食。小儿病因，因于外感或乳食者最多。若单问家长平素是否喜食零食，或过食，直曰不食，多不准。譬如小儿偷食，或他人喂食，不能确知。问法要准，问小儿进食何如，食零食否，此皆问明，追根问底。"百病多从口入"，医者若问饮食或为遗漏，则易判断失误。如发热伴苔厚、腹胀、呕吐等证，问小儿昨日食何物，家长不知，再详问，乃忆冰箱有寒食不见，小儿偷食之，果有病矣。问偏食者，亦当详审、准确。问夜奶，"胃不和则卧不安"，夜奶损脾胃，今人多为之，医应告诫。饮食之问，应准确求知。

问发热。需规避小儿因哭闹、运动、初醒，此时体温易稍高于常。预知热之高低，应以小儿安静平稳时测量为准；其必测度体温，应以医者所之法矩为是，其家长定身热高，多夸大其热势。问症时，当排除干扰之因。

问大便。大便乃示小儿病之重要信息，医者多不能及时察之，可依问诊而转知，当思其准确与否。譬如，问大便之色何如，若家长不知何以述辨便色之深浅、大便之形状、便质之软硬，医者当教述，如问大便色黑否？绿否？白否？黄甚否？问之时当用喻比之法，使家长与其所见之状对比，后获准确信息。若单问大便常否，其多答常，此问非取信之法，取效甚差。此当详问大便之性状何如？家长以目中为常，于医之观或为异。若辨大便困难，不能详述，可以拍照作图视，供医者参考，或其他望而难述者，均可作图视。问大便之性状、数量、次数、气味等。大便之状有异者，干结，前干后溏，黏腻便，伴见黏液、奶瓣，或有泡沫，有血丝，或柏油样便。小儿柏油样便者未必肠中出血也，或药物、食物所致，此类信息不能概括，以问诊而得，当追问其因。若大便稀，次数频、便量增为泄泻，兼黏液，气臭秽，为湿热蕴结肠腑；兼泡沫，多风寒湿滞大肠；兼奶瓣，气酸臭，多乳积泄泻；兼未消化食物残渣，臭秽如败卵者，多伤食积滞泄泻；色淡不臭或腥臭，食后作泻者，多脾虚食泄；便泄赤白黏冻，里急后重者，多湿热下痢；大便色灰白不黄，多胆道阻滞所致，必发为黄疸。

问小便。问小便之性状、尿量等情况。若小便清长量多属寒，盖有外感寒邪或阳虚内寒；小便色黄少为热，盖有邪热伤津或阴虚内热；尿深黄，为湿热内蕴；黄褐如浓茶，见湿热黄疸。

问鼻候。此虽应望诊获之，实多以问诊而知。如有流涕，问其涕色为黄、浊、清。清涕者，多外感风寒；黄浊涕者，多风热之邪；衄血者，为肺热迫血妄行或燥热伤肺所致；鼻孔干燥者，多燥热伤阴。譬某儿涕流黄稠者，当问此晨起之涕或日常之状，若晨起有之，后愈流愈清者，以隔夜涕蓄熏为黄故，偶为之不应按黄涕辨证；晨尿黄者亦然。问详而辨证之寒热、阴阳。此皆问诊之技巧耳。

问睡眠。问小儿眠之状，睡中安宁否，有无惊惕、惊叫、啼哭、磨牙、多梦、噩梦等。少寐多啼，常为心火上炎；多寐不寤，常为气虚痰盛；寐中露睛，多为久病脾虚；睡中磨牙，多为胃火内盛或积滞；寐不安宁，多汗惊惕者，多见于心脾气虚，或佝偻病；多梦、噩梦者，多为小儿情志所伤暴受惊恐，或心神怯懦、神失所养而致，当问之白天之所见、所遇之事。儿之夜眠，由伴眠者察之，伴眠之人方知之眠。

问服药。医者应知服药之况，详问其喂药之人。临床上遇儿就医效微或差，甚或病情恶化，药证相对，医不解惑。应详问服药情况，喂药者何人，有无过失？譬如重复喂药，若药毒性重，其父喂药，其母不知，复又喂之，易发变疾。概喂药应专人司其责，必审慎。又如儿之药多味甘，小儿无知，常误贪食，易药物过量克伐正气，甚发病变。曾遇一患儿，中毒症状，追究原因，查其用药，原药者误配洋金花为款冬花，病危。药物安全，医当叮嘱，家长谨慎，以防误服。问服何药，如何服之，与医嘱相符否；问其依从性，是否按时依量服药，用药之效，如在《疫疹一得》中有昏愦呃逆治验案，因未按证服药致恶终。家长喂儿药误错，复诊未言，易使医误判，耽误病情。此外，问诊之时，复诊患儿，更须再问饮食起居禁忌，多以此知药效善否。

问疾患。如问感冒，问其频度，问其症状，问感冒主候次候，咳嗽或发热，治疗经过，痊愈时间。譬如，平素感冒，偶发，三两日即愈矣，或久不愈者，此助辨小儿体质，如上均应详问知之。

问身高、体重。如近半载患儿体重增长善否，应以标准测量法为度。若不善者，首思与肠胃病疾有关；若为常患疾之儿，邪胜伤正，当预防患疾，增强祛邪抗疾，辅助正气治其本，调护适宜，防疾助长。

问诊，如明代医家张景岳曾创十问歌，认为"十问者，乃诊治之要领，临证之首务"。一次成功的问诊（细致的和系统的），实在可以看作是对疾病发生发展过程的一种全景式的动态观察。正所谓问中有望、问中有闻、问中有切。明斯诊道，问病根源，问而言审，可以万全。望、闻、问、切四诊合参识病之要道。

18 小儿切诊论

· · · · · · · · · · · ·

切诊者，医者以手触按病患儿肤表而察其里。切诊分为脉诊、按诊。切诊手法多端，据所察之人，所察之处之异者，以知病情，凡有触、摸、划、敲、压等法。

按诊

按诊者，医以指触按病患肌表，以知其寒热、润燥、软硬、压痛、肿块诸变，以辨病位、病性及病之轻重诸状之法。按诊为切诊诸法之要，可确望诊之所见，可明问诊所施之处，尤为诊脘腹病者之要。具体手法及其用分述如下：

摸法者，医者以指掌少力寻抚，知肌表之患。触法者，医者以指掌轻触病患皮肤，触、摸两法并用，故并称触摸。多用于探痰核、瘰疬、包块、硬肿之形质、大小、皮肤肌表润燥凉温。若患儿皮肤粗糙、干燥、脱屑、皲裂，甚或鱼鳞状者，多责之肺脾气虚，脾胃失运，脾不升清，气血失荣，津液不充，肌肤失濡，疳积证辄见此；新发者，或小儿大吐、大汗、泄泻，致阴精伤脱，肌肤失润，是法常以助辨津伤液脱之轻重。医以触摸度患儿额头、太阳穴肌表热凉，判其热否；触摸腹部、手足心测其凉温以知病之阴阳、寒热，病位之表里。腹部触热者，夫腹热兼手足心热多为积滞蕴热证或内热旺盛证，《幼科释谜》云："鼻下赤烂，头疮湿痒，五心烦热，掀衣气粗，渴饮冷水，烦躁卧地，肚热脚冷，潮热往来，皆热疳也。"腹部触凉者，为中寒、阳虚，乃寒气郁结中腹；手足不温，而腹有热甚者，此为热邪内盛，深伏于里，阻碍阳气，虽身热烫手，反手足愈冷，所谓"热深厥亦深"，此真热假寒证；若腹中及手足皆不温者，多责阳虚。四肢厥冷，又名四逆证。

压法者，指掌着力覆于体表，逐步用力下压之法，以知体表之张力、弹性、厚薄，深按以诊机体深部脏腑组织异常，并知压痛存否。小儿腹宜软、温、柔和，按之无胀无痛。若左胁下触及痞块，属脾肿大；右胁肋下可按及痞块，属肝肿大，归属中医之癥瘕积聚，多为大病，黄疸久儿亦可见，无论何证而见，皆示病势重；腹痛喜按，按之痛减者，多属虚、属寒；腹痛拒按，按之痛剧者，多属实、属热，食积常见。水肿病，按肿处以分阴水、阳水；肌肤肿胀，按之随手而起者为阳水；按之凹陷难起者为阴水。婴幼儿，按前囟以观颅脑、察津液盛衰。盖当度囟门之满凹。小儿囟门逾期不闭者，为肾气不充，发育欠佳，当排除先天变疾；囟门应期不闭，反开大，头缝解离者，为解颅。囟门内陷者，名曰"囟陷"，常为液亏，阴伤欲竭，如王肯堂在《证治准绳·幼科》曰："小儿病而囟陷，其口唇干，目皮反，口中气出冷，手足四垂，其卧如缚，掌中冷，皆不治。"囟高凸出者，张力如鼓者，名曰"囟填"，常为热炽，肝火上炎，多颅脑重症危候。如《幼科指南》曰："囟门肿起者，盖因乳哺无度，或寒或热，乘于脾经，致使脏腑不调，其气上冲，为之填胀肿突。"察颅囟，囟隐则冷也，阴证多见；肿则热也，阳证多见。

敲（叩）法，又称叩击法，医者以手叩身，使之振动，可生叩音、波动或振动之感，据以察病。叩法有直接或间接法。直接叩法：医者以指手直叩其处；

间接叩法：医者以左手掌贴患儿肌表，右手叩左指背，随叩随听闻殊异叩音，并问叩击之所感，以测病情。腹中胀满，叩之如鼓者为胀；叩之声浊，身移声变者为水臌。鼓腹有声，查腹胀否，腹胀有两者，一曰鼓音，主腹中气胀；一曰实音，主患儿腹中气少，此乃实胀，敲之抚之，触之坚实，皆为肠不腐熟，积滞内留，患儿必矢气少。腹胀为欲病先兆，医者或家长当及时察之，可防病于未患，亦可助医诊病。吾常注重患儿腹部切诊，以为小儿脾常不足，易致食积。小儿脾系病，因于食积者，或兼食积者最众；若患儿未发热而腹胀甚，欲热不远矣。或有家长经验丰者，若见腹胀，预知儿将病，以控代防，少发为病。故应晨起常切诊儿之腹，欲判病之将生，欲病先阻，病少生也。查腹胀与否，亦指导临床遣方用药。如小儿高热，并见腹胀者，若腹胀不除，则患儿热势不降，或退而复热；咳嗽亦然，兼腹胀者，则宜消食导滞理气为主，宣肺止咳为辅，浊气不降清气不升，浊气降清气自升，反之咳不愈；病腹泻者，患儿或泻甚，若见腹胀存焉，宜理气导滞者治之，此通因通用之法；若小儿病腹胀者，纳差不运，形体消瘦，喜揉喜按，通之胀甚，疳积患儿多见，此为虚胀，应益补开塞。众医见利则止利，多用收敛之法，腹辄益胀，此为闭门留寇，反生变疾，仍当消食导滞取效。故腹部切诊为小儿诊病之要术，医当研习。

划法者，亦属切诊，即以爪甲于患儿四肢、腹背等处之皮表轻作划痕，后继观划痕之显现、之消退以度患儿皮肤反应，辨肌肤高敏与否。轻划皮表，即见划处红痕早现，久不消减，或为小儿皮肤高敏。以此察儿，若见如此，问之平素蚊虫叮咬后其起疹较著否。若小儿常如是，被蚊虫叮咬，速见红肿连片，或起疹为肿硬红大，甚或大如鸽卵。划此儿皮肤，其应迅烈，此属内热血旺，热迫血现，皮肤高敏反应所致。吾以为若小儿抗生素多用，其亦归属邪毒，久用伤正，营卫失和，亦致皮肤反应失常。正气伤，卫气弱，营卫不和，虚邪贼风犯之，致皮肤高敏。小儿何故常病疾，或小儿病则常易发壮热，或小儿病则善发嗽，或善发湿疮，诸如此类，各有其好，因体质异故。

脉诊

小儿脉诊异于成人。三岁以上方才诊脉，甚于十岁以上时，则参成人脉诊法则。小儿不能控其情，易惊啼，惊则气乱，气乱则脉无序，故不可明诊。又身体异成人，且脉口处短，不可区分寸、关、尺三部，故诊小儿脉效微。若年长患儿，可扪而诊脉，用一指总候三部之法，概有浮沉迟数有力无力也，以辨阴阳、表里、寒热、邪正盛衰。病位浅在表则脉浮，病位深在里则脉沉；病性属寒则脉迟，属热则脉数；邪气盛则脉实有力，气虚则脉虚无力。小儿脉和，较长细而数。年愈小，脉愈疾。若夫以动、啼等而脉速，不可辨作疾。如《幼科杂病心法要诀·四诊总括》曰："小儿周岁当切脉，位小一指定三关，浮脉轻取皮肤得，沉脉重取筋骨间……表里阴阳虚实诊，唯在儿科随证参。"

较之脉诊，夫小儿体内之变，舌质、舌苔更能映照其疾病状态，无论患儿长幼，皆可观之。年幼患儿，外脉不应其变，当重辨形色、审苗窍，尤以舌诊为重。凡病之阴阳虚实，小儿诊脉难详知，唯临证时合望、闻、问三者，细为参考，可助诊治。

脉诊后，切其手心。医者左手鱼际，测患儿右手心；再右手鱼际，测患儿左手心。一察手心有汗或无汗，有汗多热多实；二测手心有热无热，手心热多热盛，手足日久不温多阳虚。四诊合参辨之。

19　小儿外感致病论

小儿外感之疾，常见多发，占之六七。所谓常者，易发也；所谓多者，频作也。频作必致正虚，正虚则令儿频作，互为恶因。小儿外感之疾，皆因感触六淫所致。外感易积滞，积滞易外感，故小儿肺系、脾系诸证占之临证八九。为小儿医，知因于外感，不明乳食者，必令临证效验大半。

小儿外感之疾，六淫为患，不外风、寒、暑、湿、燥、火，尤以风、寒、燥、火为患最易。小儿肺脏娇嫩，肌肤薄，藩篱疏，加之寒暖不能自调，故风寒易犯上袭表。燥火之邪为患，则多责之于小儿素有热盛，最易化火。又因肺之娇嫩，易招燥邪伤害，故燥火伤肺之候不鲜。然小儿机体柔弱，易风寒，又易化火，临证中寒包火证，外寒内热证居多，临证难寻单一致病者，不可不知。

小儿六淫致病与成人有异，为医小儿，最应先明。

一曰六气不及。如当寒不寒，当热不热，其致病多令小儿腠理疏松，卫外不固，故虽为六气，亦易成淫致病。小儿调护过慎，如衣被过厚、冬暖夏凉有过，均可同理致病。《婴童百问·护养法》中引巢氏云："小儿始生，肌肤未实，不可暖衣，暖甚则令筋骨缓弱。宜频见风日，若不见风日，则肌肤脆软，易得损伤。当以故絮著衣，勿加新绵，天气和暖之时，抱出日中嬉戏，数见风日，则血凝气刚，肌肉硬密，可耐风寒，不致疾病。若藏于帷帐之内，重衣温暖，譬如阴地草木，不见风日，软脆不任风寒。又当薄衣，但令背暖。薄衣之法，当从秋习之，不可以春夏卒减其衣，否则令中风寒。所以从秋习之者，以渐稍寒，如此则必耐寒，冬月但著两薄襦，可耐寒，若不忍见其寒，当略加耳。若爱而暖之，适所以害之也。又当消息，无令出汗，如汗出则表虚，风邪易入也。"

二曰六气太过。小儿六气太过致病，多责之于父母护理不当，使儿避之不及，多见年长儿为患。若是六气太过，父母当随变调护，应时避让，如是则无害。暑、寒二气太过最易致病，若吐泻，若外感。气盈卫固，肉强骨坚，素有运动者，少病。

三曰非其时有其气。此六气淫变致病，无论大小，均易为患，盖因小儿形气未充，脏腑娇嫩，稚阳不能应其变，稚阴不能应其损。故突发其气，令机体不能随其变而病。疳干血虚、大病久病者发病最危。

小儿疫毒为患众于成人，皆因成人多历小疾，正气存在，故邪气少干，小儿则反之。小儿外感之机最易食滞。

20　小儿过敏论

· · · · · · · · · · · · ·

小儿过敏，盖指小儿因于食物、花草、药物、蚊虫诸异物异味而现以皮肤为主之过敏反应。其因于食物之蛋、奶、面、豆、鱼、虾之类，或因于果蔬之芒果、桃子、草莓之类，或因于触及花粉、异香，或因于蚊虫叮咬其皮肤红肿痒痛、甚则溃烂。诸物过敏，多为皮肤之恙，亦可令鼻塞、打喷嚏，或诱发咳嗽、哮喘、湿疮，或导致腹泻、腹痛，或令唇舌红肿。其过敏之理，常因于阴阳失调，气虚卫弱，内热过盛，饮食停滞，气血虚弱，脾肾阳虚，如是均令小儿高敏反应。当属现代医学之免疫功能紊乱。小儿免疫之力可概括为二：一则拒邪于外，二则抗邪于内。二者以和为期，平衡则无害，不可一方偏胜偏衰，正如阴阳平衡，阴平阳秘。中医调理小儿免疫失衡之过敏疾病，必抑亢扶衰，重建二者平衡，如是则过敏之候渐失。不可单见过敏一证，必以现代之抗敏，甚或激素药物，抑其亢盛，未扶其衰弱，甚则损其更衰，虽时有取效，确难有长愈。有医者，见小儿因食过敏，嘱其避之，虽避之亦无根愈，何也？责之于食物，而不归责于儿之自身也。此儿过敏，而他儿不过敏，皆责之于自身，非过敏之食，吾以为当调其小儿脾胃，并缓缓予过敏之食物，助其渐渐适应，类同现代医学脱敏之法。过敏之治，必以调为要，不独抑亢，慎施抗敏之药。

21　小儿检验阳性佐参论

小儿患病多为常见多发之恙，或因于外感，或伤于乳食，虽偶遇疑难凶险，唯小疾小恙最为多见。故小儿外感、饮食所伤之疾占之八九，辨证论治亦当寻其常法，用药审慎，中病即止。有医者，但见小儿就诊，必遍查周身，尤查微观指标，且必查必信，以此用药，令药毒为害，得不偿失。

一者，查血常规示白细胞总数高，或中性粒细胞高者，甚至不高而投以抗生素者，殊不知小儿积滞之食热证也见于此，非独为感染所致，消食导滞可复常。

二者，单见嗜酸性粒细胞升高，必与驱虫或以抗敏治之，小儿热盛之体可见，清热泻火更宜。

三者，支原体感染者，其所查之法虽较灵敏，但也非特异，其阳性者，必不全信，当临床综合揆度，更不宜用相关抗生素类药物，久用必伤儿正气，损儿肠胃。

四者，心肌酶谱异常者，必疑心肌炎，施其药物，恐其父母。殊不知小儿之易感冒、久咳、便干热郁均可令心肌酶异常。不可仅见小儿叹息即辨以此病。

五者，单见婴儿大便少许白细胞，甚或脓细胞，皆以肠炎治之，婴儿久用抗生素类药物最易令儿肠道菌群紊乱，泄泻久拖不愈。殊不知婴儿之泻多责之于乳食积滞，或外感风寒，此均可见粪检阳性。

六者，食物过敏原检测阳性，有医者，每遇小儿之久咳、哮喘、湿疮、鼻窒、鼻鼽、鼻渊必查过敏原，尤查食物过敏原，多种过敏者，令儿长久避之，如是仍未解病之根本，何也？调理小儿脾胃，脾升胃降，以和为期。过敏之物不可全信，即信也当少少与之，使儿适应。

七者，每遇小儿脾胃之恙，必查胃之幽门螺杆菌，阳性者令儿久服抗生素，并令全家避之，如此危害最多。是检测仅为临床佐参，不必全信，多有常人也为阳性者，若有不适仅调脾胃是宜。

22　小儿啼哭论

············

小儿易哭易笑，原本自然。初生儿之啼哭乃属本能，啼则肺气张，宣降始。初生儿无啼，息窒，危候也。

小儿之啼因于五。一因本能，如出生儿之啼；二因饥饿，不语之儿，饥饿不适，常啼哭示意。或婴儿，因乳汁匮乏，乳而不饱，小儿常啼哭寻乳，吮后仍啼，乳母不知，故小儿反复啼哭，与乳之，少乳再啼，如是反复，乳汁不及，小儿饥饿也；三因不适，小儿虽无大苦，但小有不适，如尿褥湿渍之不适，食积腹胀之不适，外感身重之不适，厚衣燥热之不适，蛲虫侵肛者多夜啼；四因疼痛，或因于腹痛，如常证之便秘、泄泻、伤食、肠痈，危候之肠痈、肠套叠、紫癜、癫痫。此类之啼，多为阵阵而作，乍啼乍止，或发无定数，急当查验，以免变生；五因情志，少长之儿常受父母溺爱，情志不遂，哭闹示欲，遂欲而安，久而如是。小儿情志之啼，必令父母责罚，哭啼之欲反不遂愿。小儿癔病之候常见啼哭。

小儿啼哭虽多为常证，但危候亦见，每遇小儿啼哭不止，因由不明，必详问啼哭之前异样，遍查全身筋骨肌肤，前后二阴，恐其针刺、外伤、蚊虫之犯。小儿精神萎靡，神情淡然，不食不啼，甚则强疼不使啼，或啼声微弱者，危候也！

23　小儿成人体质异同论

　　生长发育。小儿生长与发育同生，"形"与"神"俱长，正如钱乙《小儿药证直诀·变蒸》云"变蒸者，自内而长，自下而上……变每毕，即性情有异于前，何者？长生腑脏智意故也"。而成人神已备，形已成，唯保续可耳。小儿乃"纯阳"之体，生机蓬勃，其形体、神志皆在快速渐变。故小儿生长之变，发育之变日渐为良即为康健。成人之无变、渐衰则为常。小儿以补养为先，成人以保养为要。

　　易感因素。小儿发病容易，传变迅速。其发病者，得病、患病也；容易者，多发多次也；传变者，变化、变逆、并发也；迅速者，快也；成人者，经风见雨，藩篱固密，外感之疾不易。

　　又因小儿脾常不足，形神俱长，水谷精微需求尤甚，加之肠胃脆薄，乳食不知自节，故乳食致病更为易感，较成人更易患滞、疳、吐、泻等脾系之患。又因《灵枢·逆顺肥瘦》云"婴儿者，其肉脆，血少气弱"，加之起居无常，寒暖不能自调，肺系之患更加发病容易，如咳嗽、哮喘、感冒、乳蛾、肺炎喘嗽等疾。且更易变化多端，危象丛生。另小儿智识未开，寻奇好动，较成人更易跌仆金刃所伤。正如《育婴家秘·鞠养以慎其疾四》所云："小儿玩弄嬉戏，常在目前之物，不可去之，但勿使之弄刀剑，衔铜铁，近水火。"小儿神气怯弱，情智未臻成熟，故宜"目不视恶色，耳不听淫声，口不起恶言，诵诗，道正事"。此为父母之教授也。

　　亚健康状态。亚健康状态盖指既非健康也非疾病之态，亦称"第三状态""灰色状态"，乃健康之低质状态。属阴阳不和，气机出入不畅，五脏六腑不调之候，正如《素问》云"人生有形，不离阴阳"，"阴平阳秘，精神乃治"。然小儿亚健康状态，较成人更近及疾病状态，故有医者谓之"病前期""欲病期"或"潜病期"，其核心病位在脾、在胃、在大小肠，脾胃不和是为要机。故更易发为生长滞后、纳呆、口臭、磨牙、大便不调、面色萎黄（或花斑）、腹胀等中焦之候。成人之亚健康则多责之于情志所伤、劳倦无度。

用药特点。《景岳全书·小儿则》云小儿"脏气清灵，随拨随应"，药达病所反应敏感，疗效彰显，反之，也因于此而不耐药力克伐，非中病即止，易伤形神，发为药害。是故《温病条辨·解儿难》云："其用药也，稍呆则滞，稍重则伤，稍不对症，则莫知其乡，捕风捉影，转救转剧，转去转远。"小儿脾胃为生长之源，当用药审慎，中病即止，顾护脾胃贯穿始终。而成人为患，病程长，病情重，"久病入络"，其用药配伍则注重量大力专。

24　小儿色萎辨论

小儿色萎，盖指皮肤色泽萎黄之意。萎者，枯萎、枯槁也。萎黄者，则为皮肤色黄枯槁不泽，脾胃虚弱，气血不足是为常道。然小儿之萎，更多见于积滞，脾运失职，便硬不下，夜眠不安，饮食不节，此皆令儿萎黄。虫之萎黄，今见甚少，不宜驱虫为治要。

小儿萎黄，多见于面部，萎黄之色尤显见于面颊、鼻翼、前额等处。甚则耳郭亦现萎黄。小儿萎黄亦查手足之心，次查手足背及前胸，此乃上述病因之甚也。亦可以切诊之法探小儿萎黄之轻浅，其法为单指按压萎黄之处，急速抬起，视其所压之处仍萎黄而非苍白者，盖为病因之甚也。按压之处苍白后速复者，为常。小儿之萎黄，非病证亦非常体之候，皆为中焦脾胃之患，小儿尤为映显。小儿萎黄之色，皆从调脾和胃始起，为小儿医者，不可不知。令小儿饮食有节，起居有常亦为上策。

25　小儿大便论

《景岳全书·传忠录·十问篇》："二便为一身之门户，无论内伤外感，皆当察此，以辨其寒热虚实。"大便由大肠传导，然必赖于脾胃之腐熟运化、肝气之疏泄、肾阳之温煦、肺气之肃降。故从大便之况可知小儿消化之功能，水液代谢之盈亏，亦是判断疾病寒热虚实之重要依据。小儿智识未开，常不能自行描述病情，常由看护之人代述，大便为小儿排泄之糟粕，虽为诊疾辨病之要候，然医者多不能亲望，仅从代述之人口中获知，故问诊应详之、尽之。

健康之人常一日或隔日一解，也有一日二解者，在婴儿时日2~3解者常也，只因排便通畅，成形不燥，黄而不极，内无脓血黏液者均属常便。大凡便有少许未化之物者也可同视为常。为小儿医者，临证多从便之次、量、味、形、色、性鉴病。

次：即频率，解数，指大便次数之多少，以别腹泻病之轻浅。

量：大便每解之数量，固有量少、量中、量多之分，若见精神萎靡、皮肤干燥、小便短少等症，多为腹泻量多伤阴之候。以大便量之多少可判断伤阴之轻重。便之量多可于日内时多时少，非每解均量多，如小儿秋季腹泻，往往次频量众，因常呕吐不食，肠无谷食而时便量少。脾虚之便多，可2～3解，必量多。便多而不成形者，多脾肾皆虚，再甚则可清谷不化。

味：即便之气味，大便气味酸臭，或臭如败卵，或臭秽甚者皆为乳食停滞之症。大便腥臭见于伤乳、伤寒；若大便溏泄而腥者，多属脾胃虚寒、湿蕴中阻之候。臭气轻者多见于脾虚不化，脾肾阳虚亦现。

形：即便之形状，小儿常便可呈圆柱形或条状。前少干后软者，也可属常便。便干燥结，或如羊屎状，或便条粗甚，类与成人，属于不同程度之大便干燥，多为肠腑热结。大便时有糊状者，可因于饮食不节，调其饮食即可，无须施治。

色：即大便之颜色，常色之便为土黄，是为正色。过黄如金则为湿热；便色稍黑亦为热；便色黑如油墨者必有血病；绿便属热或乳食不足；大便色淡黄或色白多属虚证；初生儿大便色呈灰色或陶土色见于先天胆道闭锁。现代医学认为粪便具有腐败性臭味见于消化不良或胰腺功能不良者；腥臭味粪便见于细菌性痢疾；肝腥味粪便见于阿米巴痢疾。

性：即大便性质，大便完谷不化多属于脾肾阳虚；大便溏泄不爽多因肝郁脾虚、肝脾不调所致；若大便前干后稀者多属于胃强脾弱之候；脓血便常见于湿热疫毒所致之痢疾；大便呈柏油色必有远血；近血则为血附于便之表面或于排便后点滴而出，多见于痔疮、肛裂、息肉之变；鲜血样便见于小肠坏死之危候；血丝样便见于肠息肉、外痔及肛裂；果酱便见于肠套叠；淘米水样便多因于寒邪中腹或见于秋季腹泻，也可因于脾肾阳虚；蛋花样便多见于伤食、伤乳、消化不良、秋季腹泻或湿重于热之湿热下注；泡沫样便多因于风寒；稀糊样便见于食积；稠糊样便多因于食积、食滞、湿蕴。若代述之人不能详述小儿粪便之性质、性状、色泽者，则可携便之图片，示于医者，便于诊病。

26　小儿小便论

小儿小便乃二阴之前，水谷糟粕之清物。内浊之物，必时时出泄，方令体之浊垢得以外排。外排则水湿以和，内热清，垃圾泄，儿体阴阳平衡，神悦少病。小儿之小便，有赖肺、脾、肾三脏之通调，依肺气宣降，脾气运化，肾气司职，如是则尿泄通畅，适时而溢。小儿尿液之色、之泽、之味、之量可测小儿之内疾，医者不可不知。

尿之常色者，淡黄而鲜泽。唯晨尿之常可为深黄，此乃夜眠储蓄时久，热蒸浓缩之故，故晨尿之色不为异候。平素尿多深黄，多为热盛之故；尿黄而浊者，食热之征；尿之金黄，初生儿多为黄疸，年长儿责之于肝胆热毒，此属阳黄之候，其黄染褥难退；小儿尿红如洗肉之浆多为阳水；尿红如血，阳水之甚，或因于跌仆击打肾腑，血络损伤。

小儿尿之泽，盖指尿之浑浊不一。凡儿尿色白浊，犹如淘米之浆，偶时可见，不令连连，此为积滞之候，脾之运化失职，轻症则调其饮食自愈，重症则运、消二法可用。不必医者单见白浊之尿，众查遍体，耗其父母钱财，恐其父母心神，多常见之证耳。小女之尿黄、尿浊、尿臭者，多为湿毒下注，腐败前阴所致。

小儿尿之气味，多轻轻之"腥臊"。凡臊气厚重难闻者，多为积滞、阴伤之候，热盛伤阴最为常见。小儿尿水浸地，众蚁聚食者，消渴之候，若此必甚。小儿尿气如鼠尿，乃现代之苯丙酮尿症。

小儿尿之量，盖指尿之多少，尿之频次。凡小儿尿频、尿短者，湿热为患，常令淋漓溺裤。亦有小儿尿频、尿短而责之于神志所伤者，概含现代医学之神经性尿频，随儿情悦，不令责罚，游戏运动，移情别志不药可愈。

小儿饮少尿多，色淡清长者，多责之于温暖不宜，或脾肾阳虚之候，温阳可化水。

中论

为小儿医者
法简技众者乃为上

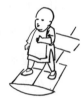

1 小儿用药论

· · · · · · · · · · · ·

小儿遣方用药最应慎审。因小儿脏腑娇嫩，不耐克伐。虽脏器清灵，随拨随应，药到精准，易于愈疾复康，然也极易伤气损正，故应辨证精准，中病即止，施药不可过峻久用。治病之药，对症则有利无害，反症则纯害无利，即使留有少许余邪，也当扶正以求自愈。无病之体施药则药反成邪毒，必伤身损正。尤慎现代之化学药物，譬如砒霜疗病之例。施药皮肤也为如此，盖因小儿肌肤薄，藩篱疏，虽透皮吸收效于成人，用之不当也易伤正，常用之法如贴、涂、洗等。如今胃肠之径施药是为常法，殊不知虽吸收良好，但久用必伤脾胃。小儿脾常不足，脾胃脆薄，施治应在顾护脾胃基础上用药。如小儿火热之体，每多性凉之药，父母自施清热泻火之品，日久必令中焦阳气伤。肛肠部位用药较多，但亦不宜频施，因其易损伤肛肠肌膜。剂型之择，当依疾病而论，咳嗽、伤风、感冒等外感病，中成药以择选颗粒剂为首，口服液之类则以热饮为宜。外感属新病急症者，如发热，应小剂频服。颗粒剂小儿较宜，水冲服，依不同年龄，服用次数不同，2岁以下，每剂分三次服，2～4岁，分两次服，4岁以上儿童，可一次尽服。小儿服药最为不易，不拒调味以甘糖、蜂蜜，然不宜过度，甘味令痰壅胃滞。中药饮片制成之汤剂年长儿为宜。煎煮之前，先将诸药入水浸泡30分钟以上，煎煮15～30分钟不等，覆盖焖泡至可入口为宜，如是则药汁更厚，药力更众。小儿初服中药时，宜强迫喂食，渐使之习惯。且小儿用药"清轻为善"，在选方用药之时，应及时随证加减，药味不可过厚，药量不可过重。现今抗生素类药物应用太滥，用之过度，医源之患必多。静脉输入、雾化吸入、肌内注射较多，后患无穷。对于小儿常发之患，中医之法常常简、便、验、廉，最为推崇。

2 小儿健、运、清、消法总论

小儿临证处方配伍，不外汗、吐、下、和、温、清、消、补八法。然其生理特点，脏腑形气均大异于成人，其致病因素，四诊征候，发病之状亦异，故处方施治也异于成人。吾临证治疗小儿之疾，常用健、运、清、消四法，有同汗、吐、下、和、温、清、消、补八法，而于小儿又异于八法。健，当同补、温二法；运，当同和法；清，当同清、下二法；消，当同吐、消、下三法；临证四法合参、三法合参或二法合参。健，为益气健脾、温中暖胃之义，健法同中医八法之补、温二法；运，为助、行、理之义，运法同八法之和法；清，为清热泻火、清热利湿、清泻导下、清热凉血、清热解表、清热解毒、清热利尿之义，清法同八法之清、下二法；消，为消食导滞、消痰利水之义，消法同八法之吐、消、下三法。虽仅健、运、清、消四法，然可疗众多小儿之疾。一则可用于小儿滞、疳、吐、泻诸多脾系疾病；二则可用于久咳、哮喘、乳蛾、易感冒等诸多肺系疾病；三则可用于小儿迟软、生长缓慢、夜啼等疾病；四则可用于非疾、非健康之小儿亚健康诸证。

吾以为中医治病救人，必守中医思维，应遵前人"四季脾旺不受邪""沃枝叶，不如培其根本"及"治病必求其本"之思想，"人皆以脾胃为本，所当调理，小儿脾常不足，尤不可不调也"。胃主受纳，脾主运化，脾胃壮实，四时安宁，脾胃虚弱，百病蜂起，调理脾胃者，医者之王道也，"健、运、清、消"四法临证应用方泛。

3 小儿健法论

健者，乃益气健脾、温中暖胃之义。万密斋《育婴家秘》曰："万物五行皆藉土，人身脾胃是根基，四时调理和为贵，胃气常存怕损亏。"陈复正《幼幼集成》云："小儿脏腑和平，脾胃壮实，则荣卫宣畅，津液流通，纵使多饮水浆，不能为病。"脾胃为后天之本，承担着后天给养之功能，对处于生长发育时期之小儿尤为重要。然小儿"脾常不足"，万密斋《育婴家秘》云："脾不用事，其气尚弱，乳食易伤，故曰脾常不足。"且小儿生长旺盛，发育迅速，对水谷精微之求更切，又乳食不知自节，寒温不能自调，极易伤脾损胃，脾主运化，脾健则运，故常用太子参、黄芪、白术、茯苓、白扁豆等益气健脾之品。小儿脾常不足，畏寒宜温，又喜凉恶热，喜食煎炸、膨化、甜腻之品，易伤脾阳，脾阳伤则运化维艰，故临证温中暖胃之法常用，常伍高良姜、炮姜等。古有"良医不废外治"之说，吴师机《理瀹骈文》曰："外治之理，即内治之理；外治之药，亦即内治之药，所异者法耳。"常嘱患儿寐前热水沐足、时时热奄包外敷脐部以达到温经活络、协同增效之力，同时艾灸、推拿之法亦效。《育婴家秘》云："医道至博，幼科最难。如草之芽兮，贵于调养。"调摄饮食对小儿脾胃尤为重要，热粥常食，缓效更益。正气存内，邪不可干。土生万物，小儿如万物之芽，幼小娇嫩，更赖土以生养，一旦土质改变，则嫩芽难长。健脾益气、温中暖胃使土地肥沃无寒，如此嫩芽则能茁壮生长。

健法当同中医八法之补、温二法。《医学心悟》言补法："补者，补其虚也《黄帝内经》曰，不能治其虚，安问其余。又曰，邪之所凑，其气必虚。又曰，精气夺则虚。又曰，虚者补之。"《素问·至真要大论》曰"虚者补之""损者益之"。小儿生机蓬勃，何时补、如何补、何时无须再补至关重要，当患儿显脾胃虚弱症状如乏力、易感、反复感染时可用补法。宜平补、运补，忌壅补、峻补，张从正《儒门事亲》言"君子贵流不贵滞，贵平不贵强"，道出补法要领，应补中有通，补而不滞。《儒门事亲》又云："味者，五味也。五味调和，则可补精益气也。五味、五谷、五菜、五果、五肉，五味贵和，不可偏胜。"认为饮食五味，为养生之宝，饮食调养尤适用于小儿。万密斋《幼科发挥》曰："调理之法，不专在医，唯调乳母，节饮食，慎医药，使脾胃无伤，则根本常固矣。"临证常嘱患儿饮食均衡，毋过多食用高蛋白、煎炸、膨化、肥甘厚腻等伤脾损胃之品。用药补之，以平为期，病去则药止，而不能常服久用。《医学心悟》言温法："温者，温其中也。脏受寒侵，必须温剂。"有医家认为小儿体属纯阳，不宜使用温阳法，而生者赖阳以生，长者依阴而长，独阳则不生，独阴则不长，《素问·生气通天论》言："阳气者，若天与日，失其所则折寿而不彰。"张介宾《类经附翼·大宝论》说"凡通体之温者，阳气也；一生之活者，阳气也""热为阳，寒为阴……热能生万物"。说明小儿亦当温阳，且小儿"脾常不足""太阴湿土，得阳始运"，举凡脾胃受纳、腐熟、转输等各项功能，皆以阳气为本，临证常用炮姜、干姜等温中暖胃，病久损及肾阳者，亦加附子、补骨脂、淫羊藿等温补肾阳。

盖而言之，小儿之治与成人有异，其健法者，补也、温也。

4　小儿运法论

运者，转、旋、动之义，这和脾的本能在于升、动、运、散以消化食物，敷布精微一样，行其气滞，转其枢机，旋其动作，动其秷迟，以恢复和加强脾之固有功能。钱乙《小儿药证直诀·五脏所主》云："脾主困，实则困睡，身热饮水，虚则吐泻生风。"提出了"脾主困"的学术思想，其立方主旨为舒展脾气，恢复脾运。江育仁教授认为："脾运失健，胃不受纳，造成厌食；食积中焦，运化失司，是为积滞；气机不利，脾胃壅滞，引起腹痛；升降失常，浊气逆上，产生呕吐；脾失升清合污下流，形成泄泻；脾运失职，气血不充，发生贫血；运化无能，精微不敷，久延成疳。"提出"脾健不在补贵在运"，认为运脾法是调整小儿脾胃功能核心。吾以为，运者，助、行、理之义，助脾运化、传导，助胃和降、腐熟；行脾之气滞，行胃之滞积；理脾之顺，理胃之降。总为理顺脾胃气机之滞缓，恢复脾胃之升清降浊功能。临证常用苍术、厚朴、茯苓、车前子、枳壳、槟榔、炒紫苏子、莱菔子、木香、白豆蔻等。脾性喜燥而恶湿，湿性黏滞，蕴阻中州则脾气受困，输运无权，欲解脾困，需化其湿，苍术、厚朴芳香化湿，使湿浊内消，苍术功专入脾，走而不守，为运脾主药。茯苓、车前子淡渗利湿，使湿从下泄。脾性喜舒而恶郁，气滞不行，则水谷不运，清浊不行，枳壳、槟榔、木香、白豆蔻理气导滞，开郁助运，有行气、消胀、止痛之功。要脾之所喜而去脾之所恶，为脾胃纳运创造良好条件，使脾胃功能保持"健运"状态。

运法属于汗、吐、下、和、温、清、消、补八法中的和法。程国彭在《医学心悟·论和法》中言："有清而和者，有温而和者，有消而和者，有补而和者，有燥而和者，有润而和者，有兼表而和者，有兼攻而和者。和之义则一，而和之法变化无穷焉。"和有"和解""调和""缓和"之义，在治法中，取其不偏不倚中和之性，即为和法。江育仁认以为和法"具有补中寓消，消中有补，补不碍滞，消不伤正之特点"，用于小儿脾不运化，胃不受纳诸证，最为合适。脾之主要生理功能为运与化，运者运其精微，化者化其水谷，现代小儿少有饮食不足者，多为伤于饮食，滞胃困脾，脾胃受纳运化功能失司，此类病证只能解其脾困，运其脾气，即使已属脾胃虚弱之证，也应补运兼施。

小儿运法者，和也、理也、利也、顺也、转也。

5　小儿清法论
· · · · · · · · · · · ·

清者，清热泻火、清热利湿、清泻导下、清热凉血、清热解表、清热解毒、清热利尿之义。《仁斋小儿方论》云："小儿脏腑娇嫩，易实易虚，易冷易热。"小儿脏腑娇嫩，形气未充，肌肤薄，藩篱疏，卫外功能不固，内脏正气易伤，临床常见外感之证。小儿纯阳之体，感邪后又极易传变深入，化热化火，夹痰、夹滞、夹惊；小儿"脾常不足"，饮食不知自节，乳食失调，极易停滞，食滞生热，郁积化热，热熏心肺致咽喉、心肺之疾患，故临证清法常用。万密斋《幼科发挥》亦曰："病有可攻者急攻之，不可喜补恶攻，以夭儿命。"外感发热者，疏风清热；积滞发热者，消食通腑；感染时疫者，釜底抽薪；乳蛾口疮者，上病下取，通便泻热；肺炎喘嗽者，通腑开闭；小儿哮喘者，消食化痰利气，通腑泻浊。如此种种，皆为清法。

清法当含中医八法之清、下二法。《医学心悟》言："清者，清其热也。脏腑有热者清之。""下者，攻也，攻其邪也……病在里，则下之而已。"万密斋《幼科发挥·原病论》曰："小儿脾胃，本自娇嫩，易于伤积。乳食伤胃，则为呕吐，乳食伤脾，则为泄泻，吐泻既久，则变缓惊，或为疳病。乳食停积，则生湿痰，痰则生火，痰火变作，则为急惊，或成喉痹，痰火结滞，或成痛吊，或为喘嗽。"小儿脾胃病，多为乳食所伤，若及时清导，则胃和脾健；如治不及时，则乳食停滞，食滞生热，成呕逆之源，痰火之根；若及时泻下积滞，清解实热，则脾胃升降功能可以重得健运。《儒门事亲·卷二凡在下者皆可下式十六》曰："陈莝去而肠胃洁，癥瘕尽而荣卫昌。不补之中，有真补者存焉。"清之目的在于祛邪，邪祛则正复。临证常用栀子、黄芩、连翘、白茅根、车前子、青蒿、大黄等清解小儿体内热邪。小儿脏气清灵易趋康复，待邪祛则生机盎然，机体复健，故清法临证常施。但小儿稚阴稚阳，脾胃脆薄，如幼苗苴长，不耐风雨摧残，柔嫩之脏腑、未实之脏腑功能皆需顾护，故药当谨慎，需时时顾护脾胃，不可苦寒太甚、太久、太重，以免损伤正气，伤津耗液，须中病即止。或伍以"健""运"二法以衰苦寒太过之弊。

6 小儿消法论

·············

消者，消食导滞之义，对于小儿，亦有消痰利水之意。消法自古便有，《素问·阴阳应象大论》曰"中满者，泻之于内……其实者，散而泻之"，是指通过"消"和"散"之法祛除体内有形或有余之实邪。张仲景《伤寒论》明确将消法应用到临床中，分为消散水气法、消痰开结法、消痞泻满法、消瘀法。钱乙《小儿药证直诀》对消法的运用甚是精到，将消法分为消乳法、消疳法、消胀法和消痰法。他认为"治癖之法，当渐消磨""疳皆脾胃病，亡津液之所作也……小儿之脏腑柔弱，不可痛击""脾虚气未出，腹胀而不喘，可以散药治之""小儿急惊者……盖热盛则风生……故利惊丸主之，以除其痰热"。消法，可消小儿之食、之滞、之痰、之水、之疳、之虫，即助食消化、助食之积滞泻出、清消痰热、淡渗利水、消磨疳积、驱虫消滞。

消法当含八法之吐、消、下三法。《医学心悟》言："吐者，治上焦也。

胸次之间，咽喉之地，或有痰食、痈脓，法当吐之""消者，去其壅也。脏腑筋络肌肉之间，本无此物而忽有之，必为消散，乃得其平""下者，攻也，攻其邪也……病在里，则下之而已"。针对小儿，吐法之用尚少，小儿之满之滞，每多因脾胃脆薄而自救呕吐，吐之则滞出，医者见此勿施降逆止呕。唯消、下二法用之较多，临证凡具有"下"之证候，均用下法，《小儿药证直诀》言"吐乳，泻黄，伤热乳也。吐乳，泻青，伤冷乳也。皆当下""夫嗽者……其证面赤……法当以葶苈圆下之"。但下要适中，《小儿药证直诀》云"勿下之太多"，"不食，但饮乳是也。当渐用白饼子下之"。亦不可妄下，又云"夫嗽者……若久者，不可下也"，"医见潮热，妄谓其实，乃以大黄、牙硝辈诸冷药利之。利既多矣，不能禁约而津液内亡，即成疳也"。临证常伍神曲、麦芽、牵牛子、莱菔子、槟榔、枳壳等消食除滞之物，常配以健、运、消三法使用。

小儿消法者，消滞也、导下也、祛除也。

7　小儿体质论

小儿，因有特殊之生理病理特点，其体质状态与成人大异。有小儿易病者，有不易病者；既为患病，或易于发热，或易于咳喘，或易于吐泻，或易于便秘，或易于积食，或易于过敏，既是无病，或生长发育良好，或有生长滞后者等，凡此种种，何以偏颇？盖责之其体质状态有异。小儿除健康体质状态外，主要有八种基本体质状态：气虚体、阳虚体、痰湿体、积滞体、肝火体、热盛体、高敏体、怯弱体，且常表现为小儿特有的亚健康状态。

小儿多数为健康之体，偏颇之状也仅仅是相对的。小儿体质状态与成人有显著之异，这些体质状态可以多个兼有，只是偏颇程度有别罢了，且小儿之体质状态受多种因素影响而处于动态变化之中。小儿之偏颇体质状态更靠近于疾病状态，故研究体质状态有利于小儿正常的生长发育和疾病预防。小儿体质状态最常见者有八：

一者，气虚体

定义描述： 以脾胃、肺气虚为主要表现的一组小儿亚健康状态。

主要表现： 面色萎黄或苍白或花斑、纳呆、乏力、多汗、大便不化（含食物残渣多）、便溏、痰白、口涎、爪甲不荣（白斑、脆薄、凹陷）、手足掌心萎黄、发不荣（发穗、稀疏、发黄、发红、纤细、白发、干枯）、皮肤粗糙、嗜异症、便干或少、舌质淡、脉弱或缓。

非健康倾向： 生长滞后、营养不良、易感冒、疳证、皮肤瘙痒、佝偻病、贫血等。

病因病机：《素问·金匮真言论》云"脾开窍于口"，小儿脾胃脆薄，加之乳食不知自节，致脾运失健，则纳少；脾乃太阴湿土，易为湿困，脾虚不能运化水液，亦易生湿，水湿下注肠道，则便溏；肺虚不能输布水液，日久聚湿生痰，则咯痰；气虚全身脏腑功能减退，则乏力；《灵枢·邪气脏腑病形》曰"十二经脉，三百六十五络，其血气皆上于面而走空窍"，面部乃脏腑气血之所荣，血脉最为丰富，加之面部皮肤薄嫩外露，其色泽变化易于观察，故人体气血盛衰，可通过面部色泽变化反映于外，气虚头面失养，则面色萎黄，从而出现易感冒、营养不良、生长滞后、疳证等非健康倾向。

二者，阳虚体

定义描述： 以脾阳虚或脾肾阳虚为主要表现的一组亚健康状态。

主要表现： 怕冷、手足不温、大便多或清稀或完谷不化、夜尿多、舌质淡、肠鸣漉漉、易冻疮、面色苍白、发不荣、嗜异症、易腹泻，新生儿大便色绿泡沫、硬肿发生、易鼻塞。

非健康倾向： 生长滞后、遗尿、湿疹、泄泻、贫血、佝偻病、冻疮、易感冒、鼻窒、过敏性疾病。

病因病机： 多因元阳不足，后天失调引起。脾主大腹，脾阳虚衰，运化失职，则腹胀，肠鸣漉漉；温煦失职，则怕冷，手足不温；运血无力，不能载血以上充舌、面，滋养头发，则舌质浅淡，面色苍白，发不荣；阳虚则寒凝，血流缓慢，则冻疮易生；不能腐熟水谷，则大便清稀，色绿，甚则完谷不化；阳虚水湿不化，则小便量少，或肾阳虚，肾气不固，则夜尿多，小便清长，从而易出现生长滞后、泄泻、遗尿、冻疮，阴阳失调，营卫不和，则诸多过敏等非健康倾向。

三者，痰湿体

定义描述：以肥胖儿或痰湿致病为主要表现的一组亚健康状态。

主要表现：肥胖、面色㿠白、多汗、易疲劳、易喘息、喉痰多、舌质淡、舌苔白腻、易湿疮、口涎、嗜睡、鼻鼾、呼吸音粗、大便黏腻。

非健康倾向：湿疹、咳嗽、哮喘、肥胖症、运动协调功能欠佳。

病因病机：湿性黏滞，则汗出如油，易阻气机，缠绵胶着，表现为反复湿疹；《素问·六元正纪大论》曰"湿盛则濡泄"，湿注下焦，大肠传导失职，则大便黏腻不爽；痰湿蕴脾，上蒸口咽，则多涎、痰多，停聚舌面，则舌苔白腻，梗阻咽喉，呼吸不利，则鼻鼾，呼吸音粗，喘息；痰湿内蕴，清阳不升，则嗜睡；阳气被遏，水湿不运，泛滥肌肤，则身体肿胀，肥胖；痰湿困脾，脾不化气，则易疲劳，从而出现鼾眠、肥胖、反复湿疮、易疲劳等非健康倾向。

四者，积滞体

定义描述：以容易伤食、伤乳，从而表现为饮食停滞不化的一组亚健康状态。

主要表现：易口腔异味（口臭、口气酸腐、口气难闻）、易腹胀、夜眠不安（睡眠辗转不安）、时腹痛、纳呆、大便酸臭或大便干结、舌苔厚或地图舌、时有尿白如米泔水样、易呕吐（干呕）、磨牙、嗜异症、夜啼、偏食。

非健康倾向：易感冒、易发热、口疮、乳蛾、生长滞后、贫血、佝偻病。

病因病机：多因伤及乳食。宿食不化，停于肠腑，阻滞气机，不通则痛，故时腹痛，腹胀，夜间则发为夜啼；腐气上蒸于口，故口腔异味、舌苔厚腻；食而不化，则大便酸臭，停滞日久，郁而化热，耗伤津液，则便秘；下焦不行则上脘不通，故而呕吐或干呕；饮食自倍，损伤肠胃，则纳差、偏食、嗜食异物；"胃不和则卧不安"，故睡眠辗转反侧；足阳明胃经及手阳明大肠经的分支分别入上、下齿中，宿食停于胃肠，则见磨牙，从而易出现发热、便秘、生长滞后等非健康倾向。

五者，肝火体

定义描述：以肝火旺盛为主要表现的一组亚健康状态。

主要表现：多动倾向、抽动倾向、急躁易怒、暴力倾向、手足心热、大便干结、尿黄、目眵、多汗、口唇红赤、面红、舌质红、易哭闹、喜冷饮、喜干燥煎炸食物、多奶多肉食、多梦、嗜异症。

非健康倾向：多动症、抽动症、意外伤害倾向明显、性格偏执、嗜异症、孤独症、焦虑症。

病因病机：肝开窍于目，邪热炽盛，燔灼肝经，伤津耗液，则目眵多，筋脉失养、挛急，则常见多动、抽动倾向；过分溺爱、情志不遂，则哭闹，甚则暴力倾向；热扰神魂、心神不宁、魂不守舍，则急躁易怒、多梦；肝火旺盛，则多汗、手足心热、便干尿赤、唇赤、舌红、脉数；阳亢而气血上壅，血络充盈，则面红，从而易出现多动、抽动症，意外伤害、性格偏执等非健康倾向。

六者，热盛体

定义描述：以实热内盛为主要表现的一组小儿亚健康状态。

主要表现：口腔异味、手足心热（红赤、脱皮）、口唇红赤或潮红、舌质红、大便秘结、多汗、喜冷饮、多鼻衄、尿黄、尿频、眼屎多。

非健康倾向：乳蛾、发热、消瘦、易感冒、复发性口疮、易皮肤疮疡、易麦粒肿、易外阴肛门瘙痒、易皮肤高敏反应。

病因病机：多因乳食停滞，郁而化热得之。热扰四肢，则手足心热（红赤、脱皮）；热入下焦，煎灼津液，则大便秘结、尿黄；热盛则津伤，故口渴，喜冷饮，唇部脉络扩张，血液充盈，则唇红赤或潮红；血得热则循行加速，舌体脉络充盈，则舌红、脉数；热扰血络，则迫血妄行，加之鼻之黏膜脆薄，故鼻衄多见；热蒸迫津外泄，则多汗；火热使局部气血壅聚，灼血腐肉，则易形成口疮，痈肿脓疡；热盛气化太过，代谢加快，则尿频，从而易出现发热、乳蛾、口疮、皮肤疮疡、麦粒肿等非健康倾向。

七者，高敏体

定义描述： 以好发过敏性疾病或多种食物过敏为主要表现的一组亚健康状态。

主要表现： 久咳、易鼻塞、打喷嚏、湿疮、皮肤瘙痒、易荨麻疹、易皮肤抓痕、皮肤粗糙、易哮喘、蚊虫叮咬反应强烈、清嗓子、鼻眼痒、大便秘结、舌质红、多种物质过敏、肥胖。

非健康倾向： 易咳嗽、湿疹、毛细支气管炎、哮喘、荨麻疹、瘢痕体质、鼻炎、咽炎、中耳炎。

病因病机： 中医理论认为，人体过敏现象的发生，与遗传相关，亦与后天关系密切，主要责之于肺、脾、肾等脏功能紊乱及其气血失调，寒、湿、毒积聚体内，使机体免疫功能下降。因肺主皮毛，司腠理开合，外邪侵袭，首先犯肺，出现皮肤高敏；肺开窍于鼻，则鼻塞，鼻痒，打喷嚏；脾主运化，脾虚则水湿不化，日久水湿痰饮等病理产物堆积，表现为对多种物质过敏，湿疹；痰饮留伏，外感风邪，风痰胶结于内，则哮喘反复发作，从而易出现久咳、荨麻疹、湿疹、哮喘、鼻炎、对多种物质过敏等非健康倾向。

八者，怯弱体

定义描述： 以性格内向、胆小易受惊吓为主要表现的一组亚健康状态。

主要表现： 少言、交流欠缺、胆小、易惊吓、夜惊、夜啼、多梦、热惊史、情绪不稳、多静少动、早产儿、出生低体重儿、肥胖婴儿。

非健康倾向： 易高热惊厥、五迟五软、易惊吓、胆小、性格内向、语言发育慢或缺陷、感统功能失调、交流障碍、癫痫、癔病。

病因病机： 因先天肾元未充，禀受其母气血充养不足，以致先天、后天肾脾两虚，各脏腑无以滋生化育，其形态、功能均不成熟，形神皆失于涵养，则出生多低体重儿、早产儿；五脏禀气不足，皆失濡养，令其功能失职。肺主气，肺禀不足则少言，不主动交流，多静少动；心藏神，心禀不足则双目少神，精神萎靡，受到批评易哭、多梦；脾主四肢，开窍于口，脾禀不足则纳差，肌肉不生，手足如削；肝主筋，开窍于目，肝禀不足则筋萎不长、胆小、热惊；肾主骨，肾禀不足则形体瘦小、骨弱，从而易出现癫痫、癔病、五迟、五软、身高体重不达标等非健康倾向。

8 小儿欲病论

小儿欲病者，谓将病、近病之意。亦可谓之病前状态，或潜病态。小儿欲病有四：

一曰欲病之时。小儿欲病之时，也即易病之时。一时，因六气突发太过，儿体不应，感触而发。若迅及大寒、大热、风燥，易肺系之疾；二时，因四时更替之机，六气不定，易感而疾；三时，疫毒之邪骤发，众儿感触，此时易染，未病先防，御体侵染则可不病；四时，独见学龄之儿，应考之时，劳倦心火，此时最易急躁易病，调适劳逸则少恙；五时，学龄前小儿，每遇入园之初，最易感触，此时调理，令儿少疾。

二曰欲病之体。欲病之体，即易病之体，易病之人也。一者，偏盛偏衰之体，若小儿之气虚体、阳虚体、热盛体、痰湿体、肝火体、高敏体、怯弱体、积滞体；二者，大病久病之儿、先心儿、术后儿、疳证儿、癥瘕儿、五迟五软儿、久泻儿，此诸儿正衰不固，易感欲病。

三曰欲病之为。小儿欲病之为，盖指饮食不节，起居无常，惊恐惊吓，药峻误治，机体受损，欲病易病。一为，小儿暴饮暴食之后，易伤肠胃，调饮食，和脾胃则少病；二为，突减衣被，或突淋雨雪，或夜眠暴凉，急令温暖，热浆饮之，欲病可止；三为，小儿突遇惊吓，神气怯弱，情志所伤，易惊易病，安抚拥抱，转情移志，则不易为病；四为，大量、持续、多种、经常应用抗生素、激素。药可治病，亦可致病，小儿脏腑清灵，不耐克伐，调理机体，减毒护正。

四曰欲病之候。小儿欲病之候多变，因人而异，需细察明辨。一者，夜眠不安，夜啼多梦，突异平常（胃不和则卧不安），此欲病之候；二者，非常之急躁易怒，或倦怠乏力，或情绪低落，必有不适相随，欲病易病；三者，口臭、腹胀、苔白厚腻者，欲病之征，急与消食导滞则安度；四者，打喷嚏、鼻塞，清咽不适，外感欲病之候，急投热浆频饮，安睡静养，热浴微汗，诸法可祛。

医者，知小儿欲病之时、之体、之为、之候，未病先防，上医也；父母者，知之可调、可护，亦益。

9　小儿慎补论

小儿生机蓬勃，发育迅速。正因于此，唯恐生长迟缓，妄补者众多。妄食补者，责之于父母。日日膏粱厚味，甚则乌、甲、参（乌鸡、甲鱼、海参），肚（鱼肚），鹿（肉）峻补。餐餐过好过细，终致小儿肠胃壅滞，反不化生水谷，致积、致疳、致泻者众。虽用心食补，则小儿日见羸瘦，热郁烦躁。故小儿之食补，仍宜五谷为要，兼有鱼虾肉食，总以脾胃可纳可化为度，食补不峻。

更有补者，责之于医。应父母之求，欲小儿速长快育，求医补品，医者不辨，误以为补则皆益，给予参（人参）、虫（冬虫夏草）、阿（阿胶）、紫（紫河车）、茸（鹿茸）之品。然虽予峻补，确不速长，反致小儿天癸早旺，男须女经早至，凡此种种，违小儿自然生长之道。

更有商贾，唯利是图，保健之品种种，推售小儿，久用多食，阴阳失调，反致形神异常，变生异候，弊端多多。为小儿医者必不可荐用，切记！

药补不及食补，食补必遵自然之味，小儿之补慎也。

10　万全"育婴四法"论

万全《育婴家秘》曰："一曰预养以培其元，二曰胎养以保其真，三曰蓐养以防其变，四曰鞠养以慎其疾。预养者，即调元之意也；胎养者，即保胎之道也；蓐养者，即护产之法也；鞠养者，即育婴之教也。""育婴四法"指导人们的孕、胎、产、养。

预养以培其元

预者，预备、预先、提前、准备之意；养者，补养、保养、调养之意；元者，真元之气也。预养以培其元，指怀胎之先，应预养父母，保养真元之气，为孕胎做好准备。吾以为父母双方在交合孕胎之前，应做到以下四要：一要年龄适宜。《素问·上古天真论》言："女子七岁，肾气盛，齿更发长；二七而天癸至，任脉通，太冲脉盛，月事以时下，故有子。"《褚氏遗书》云："合男女必当其年，男虽十六而精通，必三十而娶；女虽十四而天癸至，必二十而嫁。皆欲阴阳气完实而后交合，则交而孕，孕而育，育而为子，坚壮强寿。"认为男、女的适宜年龄分别为30岁和20岁。二要追访先辈病史，规避胎传之疾。《广嗣纪要·择配篇》言："女有螺、纹、鼓、角、脉五不宜，男有生、犍、变、半、变五种病，均难结胎而有子。"婚前进行必要检查，追访家谱、族系，减少遗传性疾病和畸形儿之出生。三要食养充裕，精力充沛。男女均清淡饮食、作息规律、适量运动，则男精女血充足。四要睡眠充足，心神愉悦。《广嗣纪要·寡欲篇》言："女子之性偏急而难容，情媚悦而易感。难容则多怒而气逆，易感则多交而沥枯。气逆不行，血少不荣，则月事不以时也。此女子所以贵平心定气，养其血也。"兼备如是四要，则男女形神兼备，真元之气盈盛，择春月生发之时，阴阳交合，孕播生命之种。《育婴家秘·十三科》："男悦其女，女悦其男，两情欣洽，自然精血混合而生子也。"如稼禾植种，必择良种，选适时、播沃土。正如《育婴家秘·十三科》所言："天之德，地之气，阴阳之至和，相与流通于一体，能顺时数，谨人事，勿动而伤，则生育之道得矣。"

胎养以保其真

此乃孕期保健论。孕初，胎芽脆弱，易受"天时、地利、人和"等相关不利因素左右。《育婴家秘·十三科》言："刀犯者，形必伤；泥犯者，窍必塞；打惊者，色青黯；系缚者，相拘挛。"如稼禾之种，初萌其芽，须时时呵护，以免受虫害。应行为以"调喜怒，节嗜欲，作劳不妄"，终使"气血从之，皆所以保摄妊娠，使诸邪不得干焉"。

所谓调喜怒者，孕母当保持心神愉悦，忌喜、怒、忧、思、悲、恐、惊七情过度，此对胎儿尤为重要，然亦多被忽略。孕妇情志之不良变化除令自身气血紊乱外，还特别不利于胎儿之生长发育"过喜则伤心而气散，怒则伤肝而气上，思则伤脾而气郁，忧则伤肺而气结，恐则伤肾而气下，母气既伤，子气应之，未有不伤者也。其母伤则胎易堕，其子伤则胎气不完，病斯多矣"。若孕母心神愉悦，则五脏安和，气血流畅，胎元安固，子女出生后身体健康、心智聪慧。《育婴家秘·十三科》："子在腹中，随母听闻，自妊娠之后，则须行坐端严，性情和悦……如此则生男女福寿敦厚，忠孝贤明。"

所谓节嗜欲者，孕母必食养为要，不忘食节、食忌。《育婴家秘·十三科》："儿在母腹中，借母五脏之气以为养也。苟一脏受伤，则一脏之气失养而不足矣……酸多则伤肝，苦多则伤心，甘多则伤脾，辛多则伤肺，咸多则伤肾。"现仅顾食养不顾食节、食忌者众。《万氏女科·胎前章》："喜啖辛酸煎炒肥甘生冷之物，不知禁口，所以脾胃受伤，胎则易堕；寒热交杂，子亦多疾。"嗜食膏粱厚味，必致母肥胎瘦。因过食肥甘，缓滞脾胃，水谷不化精微，反长孕母膏脂，致痰湿内生，胎儿水谷之精反少，故多胎瘦，胎易怯弱。不节制生冷、辛辣之物，致热毒内生，形成胎毒，必伤胎儿。孕母多入非天然食物，无度、不忌，亦致食毒伤胎。故《万氏女科·胎前章》言："妇人受胎之后，最宜调饮食，淡滋味，避寒暑，常得清纯和平之气，以养其胎，则胎元完固，生子无疾。"

所谓作劳不妄者，孕母过劳过逸均不宜。过劳则耗气血伤胎气；过逸则弱母筋骨，蕴肥胎，致胎气不强，胎养不足。《小儿病源方论·小儿胎禀》曰"怀孕妇人……饱则恣意坐卧，不劳力，不运动，所以腹中之日，胎受软弱"；《万氏女科·胎前章》云："妇人受胎之后，常宜行动往来，使血气通流，百脉和畅，自无难产，若好逸恶劳，好静恶动，贪卧养娇，则气停血滞，临产多难。"然亦不能过劳，过劳则耗气血伤胎气，宜小劳。《女科秘要·保胎法》言："宜小劳，劳则气血流通，筋骨坚固。胎在腹中，习以为常，虽微闪挫，不至坏事。"

此外，孕母患疾，其病邪易入胞传胎，疫毒之邪为患更甚，如时疫感冒、疫疹疫斑等，亦早投祛邪保胎之品，忌大毒、峻烈之药，避免邪未损胎而药令胎伤之误。其中化学药品更忌，且中病即止，不可过度治疗。《育婴家秘》云：

"妊妇有疾，不可妄投药饵。必在医者审度病势之轻重，药性之上下，处以中庸，不必多品。视其病势已衰，药宜便止，则病去于母，而子亦无殒矣。""凡孕妇无疾，不可服药。设有疾，只以和胎为主，其疾以末治之。中病即已，勿过用剂也。"

蓐养以防其变

蓐，《说文解字》解释为陈草复生，引申为卧草之意。蓐养，盖指婴儿初生之月，子母兼养，持顺防变。小儿初生，脏腑娇嫩，形气未充。如生机盎然之禾苗，刚刚萌芽，宜水肥有度，使六气无不及、无太过，有其时有其气，天人相应，如是则能生长旺盛，发育迅速。"小儿在腹中，赖血以养之，及其生也，赖乳以养之"。出生前，胎儿全赖孕母滋养，出生后，渐立自身脾主运化、肺主宣降、肝主疏泄、心主血脉、肾主升发之功能。如禾苗初出土壤，初纳天地之六气，必不能顺应自调，此时最易受损罹病。故训立婴儿良好睡眠、乳食、二便之习甚为重要。此期同现代医学之新生儿期，胎儿骤然离开母体，经受巨大之环境变化，故此期病易凶险，死亡较众，应"重在保全""贵在调养"。又因小儿脏腑娇嫩，患病之后，易为病邪克伐，亦易为药物克伐，故此期施药，必审慎精准，中病即止。

蓐养，也含蓐母之养，孕母初产，气血亏虚，易为六淫、情志、劳逸所伤，产后之疾诸多，产妇之疾殃及婴儿，母病及子，或致新生儿乳少失养。故初产之母，也当食养以充气血，畅心智，如此则形神兼备，乳汁充盛，营养丰富，婴儿生长旺盛。但若是婴儿乳食过度，食滞脾胃，反致婴儿生长不良。乳母过食肥甘，或过食辛辣均可致婴儿热盛易病，《保婴撮要》言："小儿初生，须令乳母慎七情六淫，厚味炙煿，则乳汁清宁，儿不致疾。"故乳母宜饮食有节、有律，此谓"防其变"。

鞠养以慎其疾

《育婴家秘》言"养子须调护，看成莫纵弛。乳多终损胃，食壅即伤脾。衾厚非为益，衣单正所宜。无风频见日，寒暑顺天时。"鞠养以慎其疾，盖指养护小儿饮食、起居，以防疾病之生。可概括为：要使小儿长好，必赖于小儿吃好、睡好、玩好。

吃好。小儿生长迅速，更赖于水谷濡养，又因脾常不足，脾胃脆薄，乳食不能自节，故易病从口入。《古今医统大全·幼幼汇集》云："小儿饮食，吃热、吃软、吃少则不病，吃冷、吃硬、吃多则生病。"《育婴家秘·脾脏证治》云："幼科方中脾病多，只因乳食致沉疴。失饥失饱皆成疾，寒热交侵气不和。"可见乳食所伤之基础为脾胃脆薄。《锦囊秘录》引《尊生编》言："食宜常少，亦勿令虚，不饥强食，不渴强饮，则脾劳发胀。朝勿令饥，夜勿令饱。"《锦囊秘录》引《调食法》云："宁少毋食多，宁饥毋食饱，宁迟毋食远，宁热毋食冷，宁零毋食顿，宁软毋食硬。"故小儿之养，当乳食有节、有时、有禁、有忌。有节，即饮食有节制，不可无度、过饱；有时，即整顿吃饭，非饭时而不进食；有禁：即禁膨化食品、甜腻之物（可泛指一切由工厂制造的食品）；有忌：即勿食辛辣、生冷之品。

睡好。睡乃小儿天性，此多不慎，其睡眠之质、之量均关乎小儿生长、发育、智力、心志之良差，故小儿睡眠宜有时、有度、有律，如是则令小儿神爽体健。又如小禾之苗，必受日月盈亏而昼动夜卧，如是才能生长良好，健康无病。

玩好。玩耍游戏乃小儿又一天性，玩能壮体、益智、养心、健脑。小儿必与玩耍中强其筋骨。又如稼禾之苗，必经风见雨，才能根固苗壮。《诸病源候论》言："天和暖无风之时，令母将抱日中嬉戏，数见风日，则血凝气刚，肌肉硬密，堪耐风寒，不致疾病。若常藏在帷帐之内，重衣温暖，譬如阴地之草木，不见风日，软脆不任风寒。"《育婴家秘·十三科》言："小儿始生，肌肤未成，不可暖衣，暖衣则令肌肤缓弱。"《千金方·初生出腹论》言："不可令衣过厚……儿衣绵帛，特忌厚热，慎之慎之。"但又嘱："背暖""肚暖""足暖""脾胃要温"。上为小儿调护之真言，切记！玩能益智健心，故父母带教，应训儿与人相合相善，与人分享，与人共娱，学知益智，与自然合一，应天地之变，识天地人间之道，以达强心健脑之旨。即所谓心理健康，心灵健康，社会适应之大健康。

11 小儿调理论

············

调理本为调整、纠错、理顺之意。中医常用于表述对机体维护之意，乃治未病之法。小儿调理更为常用，因小儿生机蓬勃，生长旺盛，犹如稼禾，旺长之季，最需田间管理，必肥水适宜。小儿亦应此道，故小儿调理更为必要。医者当知此道，获此术，每予临证，父母常求。

小儿调理之法，有为医护者从之，有为父母者从之。父母为之者，旨为小儿生活起居有常，饮食玩耍有节，六淫避之有道。纠其谬误，即为调理之法。医护为之者，旨为依医护之法，理顺小儿失序脏腑之气，持阴阳为气血、津液、经络之平和。如是则小儿生长旺盛，少疾无害，形神兼备。

小儿为疾，其伤害之度胜于常人，故调理生长，防患未然，此为上工。为小儿医，仅持治病之术，不擅防病之道者，下工也。

小儿调理之术

药之术：处方用药，应因时因地因人而异，辨证调理。处方之道宜小剂缓施，不可操之过急而下峻猛之剂。小儿药之调理，内服为多，谨固护脾胃。服药难从者，浓煎纳肛亦宜。

外之术：盖指手法之捏脊、推拿、摩腹、点穴，外用之贴敷、药浴、针灸、温熨、佩戴、日沐。捏脊推拿之术，强身健体，防病杜微更宜，贴敷、药浴、脐疗、天灸诸法，皆为常施。针灸温熨，如四缝、微针、放血之法；热奄包、砭石、青盐、热熨之法。凡此种种，皆可调理。

食之术：食疗、食节、食忌之法。调遇食中，或调遇茶中。

小儿调理之人

未病之人调理健体防病。欲病之人，调理杜微，欲病不病，或欲病轻病。病后之人，调理机体，速令康复，或预防复发。小儿已病之人，调理之道、之法，亦宜施加，此乃扶正祛邪之意。有医者，重治轻防，重祛轻扶，往往邪虽已祛，正气亦伤，小儿尤为如此，故小儿已病，调理扶正，正强邪自祛。如是则病后康复速，复发鲜矣。

小儿调理之时

择时一：六气发生太过，或发生不及，或非其时而有其气。盖指六气淫变之时。

择时二：疫毒泛行之时。

择时三：暴饮暴食，饮食不节之时。

择时四：过劳过倦之时，如玩耍劳甚，习学过劳，劳则伤气，气伤不御，此时易为外感所伤。

择时五：大病久病之后，邪祛正衰，故当调之。

择时六：误治重剂，损伤正气，调之抗害。

择时七：生长缓慢，肉软筋弱，调之助长。

择时八：急躁易怒，内向怯弱，调之平肝益志。

择时九：易感冒，久咳，鼻室、鼻渊之体，调之不受邪犯，则鲜病矣。

择时十：四季调理，暑月调理，冬病夏治之意。秋末冬初，小儿肺系病好发时。冬末春初，调理防哮，防过敏。春月万物生发，草木方萌，调理促儿之生长。

12　小儿粥食论

小儿脾胃脆薄，《小儿病源方论》云"小儿吃少、吃软、吃热"正中小儿脾胃之机，而粥食则正合小儿脾胃之理。粥者，糜也，五谷久煮为糜，适宜小儿之脾胃，又合软、热、少之性，故粥最养小儿。粥与胃，稠黏绵密、相濡以沫，加用药食同源之物，寓药于食，最宜小儿。举以常用二粥，临证有效：

一粥者，山药百合小米粥

组成： 山药、百合、胡萝卜、小米，加少量小苏打。

山药： 补脾养胃，生津益肺，补肾。脾虚证，肺虚证，肾虚证。且山药多食不偏。乳婴儿可糜甚。

百合： 养阴润肺，清心安神。多食白肤。乳婴儿可糜甚或取汁后入。

胡萝卜：肠胃不适、便秘，夜盲，小儿营养不良。乳婴儿可取汁后入粥糜。

小米：补虚损，开肠胃，更助补脾胃之力。

小苏打：味涩，微量可助五谷为糜，又可消小儿肠胃之腐秽。

诸品合用，可疗小儿之脾胃虚弱诸不足，如积滞、疳气、面色萎黄、肉弱、气虚易感诸证。常食无虑。

二粥者，山药荸荠糯米粥

组成：山药、荸荠（或代以莲藕，或代以莴笋）、生薏苡仁、糯米，加少量小苏打。

荸荠：清肺热，生津润肺，利尿通淋，化痰通肠。有"地下雪梨"之誉，最宜小儿肺系之疾。

莲藕：清热、生津、凉血、散瘀、补脾、开胃、止泻。常食养体。

生薏苡仁：健脾渗湿，除痹止泻。大便不化者，可炒微黄入粥。

糯米：补脾胃、益肺气。护小儿肠胃。

小苏打：与一粥同理。

诸品合用，健脾胃、厚肠胃，又清体内之热，最宜体虚而内热便干之小儿肺系常发者。同理荸荠、莲藕、莴笋可取汁，宜乳婴之儿。

13　小儿五官养护论
············

小儿五官应五脏，五官之候乃五脏之象，五官常示五脏旺。儿之初生，五官初及天地之气，初视物，初闻气，初食味，初闻声，五官之初最为重要。

小儿之目，视物而辨色也。初视之儿，不可光亮甚耀，耀甚则伤目。视物逗玩，不可太近，久之易双目对视、斜视。年长儿之目，最易弱视、远视、近视，皆因视物过近日久，目之肌肉经脉久劳伤损所致。现代之手机、电脑、电视，久劳小儿之目，伤视最甚。嘱小儿久视远物益目。

小儿之鼻，嗅气味也。初生儿不易久闻浓烈之气，如香精、油漆、污浊等物，如是则伤鼻，鼻伤则日后必闻之不识不辨。小儿之嗅，宜清轻之气，无论气味之好恶，均不可过甚、过久，遵之不及，必伤鼻气。唯天地自然之气可常及。小儿鼻病，不可久施外治，或喷涂，或淋洗，恐伤鼻之经络，留弊日后。

小儿之口舌，尝五味，利饮食也。初生之儿，口味未定，不宜五味太过，太过则伤味觉，必衰五味之功，日后食之无味。然，有禁咸于婴儿者，遵之过度，不可取，唯不甚是也。

小儿之耳，闻五声，理同五味，不可太过，太过则伤耳，甚则伤神。清轻柔耳之声，小儿最宜。若天地间之鸟、虫、蝉、蛙之声均宜，人赖天地之精气生，亦赖天地之声养。杂乱之声易伤耳，突发之声既伤耳又伤神。父母之语声必慎出，最应小儿，故父母之言，宜悦声、善语、柔和。最忌秽声秽语，否则必令日后成大效仿。

14　小儿温熨论

小儿虽纯阳之体，热证居多，然阳之气脆弱，脏之形柔嫩，最易中寒伤正，变生诸证，不可不知，故温熨之法常常临证为用。温熨施之，必因于寒伤、阳虚，如此方中病机。小儿伤寒，有外寒伤、内寒伤之别，外寒伤，如风寒外感、凉腹，又因小儿每多贪食凉品，又多空调之寒伤，也有因此而致阳虚之寒。

食凉中寒、苦寒之药，直伐中焦而中寒。又苦寒之药，重剂久用，必伤中阳，宜温熨之法。因寒外感者，调护以暖衣厚被之法；或于感寒之始以温热淋浴之法；或以艾草沐足温下通上之法，至微汗为宜；或食之藿香、荆芥、芫荽、生姜之汤饮；或寒中粥温，烹以小米南瓜粥，以温养中焦，少与高良姜更效；或以大青盐热奄包，温熨中脘；或艾绒灸之，艾绒肚兜亦宜；或电热吹风机隔巾温之。上述温熨之术，最宜于风寒外感轻证、风寒咳嗽、痰湿咳嗽、寒哮、风寒泄泻、婴儿腹泻、寒中腹痛、脾肾阳虚之疳证之诸疾。

15 小儿药浴论

············

小儿药浴乃外治之术，盖指中药煎煮，以蒸汽熏之，以药液沐之、以药液浸之，或局部，或周身，以经络之行，使药达病所，或药或熨同功而效，治疗小儿诸多疾患。亦有小儿养生保健之用。古称之为"气熨""渍渍"或"淋洗"。正如《黄帝内经》所云："摩之浴之。"小儿药浴适宜，一则简、便、验、廉；二则小儿易于受用；三则小儿肌肤柔嫩，藩篱疏开，药力易透达经络，故小儿尤宜。此类同于内治之法，仅药途不一罢了。此法药切皮肤，彻到肉理，因皮肤内连脏腑，经脉相通，药物之气味透过皮肤，直入经脉，输布全身，融化于津液之中，与之合而为之，直达病所，随生药效。是法功效：疏通经络腠理、发汗解热、调和气血、解毒化瘀、生肌收口、祛风燥湿、杀虫止痒、扶正祛邪、调整阴阳、协调脏腑、濡养全身，效用广泛。

现代医家以为：小儿药浴之法可助血管扩张，促进血液及淋巴液循环，改善周围组织之营养，以达到消炎退肿之用。又因温热之功可促进网状内皮系统之吞噬功能，增加新陈代谢。对真菌、细菌感染性疾病，能直接起到抑制与杀灭细菌之功。药物作用于局部而引起的神经反射作用激发机体之自身调节作用，促进抗体形成，提高机体免疫功能。

小儿药浴慎则：

一则辨证伍药，明药之寒热温凉，知病之寒热归属；

二则浴前询其小儿有无宜禁不宜；

三则配伍用药忌使秽恶难闻、伤肤之品；

四则应时时清洁浴具，忌多人同浴，避传染之疾，如疥癣、滴虫之患；

五则冬令之时，应保暖避风，汗收出外，规避风寒外感；

六则温度适宜，令患儿缓缓入浴，免伤肌肤；

小儿药浴忌则：

一忌急、危、重症之儿；

二忌盛状之皮肤疮疡之儿；

三忌过饱、过饥、过劳之儿；

简论小儿药浴至此，详述有《小儿药浴疗法》一书。

16　消积方论
·············

积滞乃小儿常见病证。正如万全《育婴家秘·卷之一》云："小儿之疾，属胎毒者十之四，属食伤者十之五，外感者十之一二。"小儿"脾常不足"，肠胃脆薄，易饥易饱，加之后天饮食失节，父母溺爱，肥甘厚味，不加制约，饮食自倍，肠胃乃伤，以成积滞。积滞患儿可见口臭、纳少、便干、腹胀、夜眠不安、舌苔厚或大便黏腻不化等症。另小儿积滞最易诱引外邪或引发内因，从而导致发热、乳蛾、咳嗽、厌食、腹泻、腹痛、夜惊诸证。故立消积之方，用于食积引起之诸多疾患。

消积方组： 姜厚朴 3g，大黄 3g，生栀子 10g，炒牵牛子 6g，炒牛蒡子 10g，车前子 15g，白豆蔻 3g，共七味。

大黄： 性味苦，寒。有泻下攻积、清热泻火、凉血解毒、逐瘀通经、利胆退黄的功效。《药性赋》："通秘结，导瘀血，必资大黄。"《神农本草经》谓其："下瘀血、血闭，寒热，破癥瘕积聚，留饮宿食，荡涤肠胃，推陈出新，通利水谷，调中化食，安和五脏。"小儿为病，最易发实热之证，大黄常选。

炒牵牛子： 性味苦，寒。有毒。能祛积杀虫，泻下逐水，炒用则药性减缓，制约药毒。《本草纲目》谓其："逐痰消饮，通大肠气秘风秘，杀虫。"

大黄为疗积滞便秘之要药，方中大黄、炒牵牛子通腑导滞泻热。炒牵牛子亦可泻肺气，逐痰饮。

白豆蔻： 性味辛，温。可化湿行气，温中止呕。《开宝本草》："主积冷气，止吐逆，反胃，消谷下气。"

姜厚朴： 性味苦、辛，温。可燥湿消痰，下气除满。《名医别录》："主温中，益气，消痰，下气，治霍乱及腹痛，胀满，胃中冷逆，胸中呕逆不止，泄痢，淋露，除惊，去留热，止烦满，厚肠胃。"《药性赋》："厚朴温胃而去呕胀，消痰亦验。"小儿积食为多，食积必令脘腹胀满，该品甚宜。

姜厚朴行气化湿，并可助大黄泻下之力，且姜厚朴可降肺气，燥湿。脾为生痰之源，燥湿行气，亦使脾不易生痰。白豆蔻、姜厚朴相合化湿运脾消食积，甚妙。

栀子：性味苦，寒。归心。能泻火除烦、清热利湿、凉血解毒。《药性赋》："栀子凉心肾，鼻衄最宜。"《神农本草经》："主五内邪气，胃中热气。"

车前子：性味甘，微寒。可利尿通淋，渗湿止泻，明目，祛痰。《本草纲目》："导小肠热，止暑湿泄泻痢。"《药性赋》："车前子止泻利小便兮，尤能明目。"小儿食积泄泻，又能起利小便实大便之力。

栀子通泻三焦之火，栀子、车前子相合清热泻火，以消食积所生之郁热。此外，车前子利尿，使热从小便而下。

牛蒡子：性味辛、苦，寒。能疏散风热，宣肺祛痰，利咽透疹，解毒消肿。《药性赋》："牛蒡子疏风壅之痰。"《药品化义》："能升能降，力解热毒……味苦能清火，带辛能疏风，主治上部风痰，面目浮肿，咽喉不利，诸毒热壅，马刀瘰疬，颈项痰核，血热痘疮，时行疹子，皮肤隐疹。凡肝经郁火，肺经风热，悉宜用此。"炒牛蒡子辛能升浮，苦寒清降，既具生发之性，又有解毒利咽之功，通达上下，易于小儿。

纵观全方，重用消法、下法，兼以健运脾胃之气。"脾宜升则健，胃宜降则和"，诸药合用，具有消积导滞、疏风清热之功，临床随证加减，效证甚多。

小儿脾常不足，运化功能稚弱，易饥易饱，大便不调，加之当今常过食肥甘厚味滋腻之品而易成积滞，其积滞又成为新的病因导致诸多疾患。该方用于小儿诸积滞，均获良效。积食腹胀纳少，大便黏腻不消化者，加苍术、枳壳、神曲等运脾和胃；食积发热者，加青蒿、柴胡、枳壳、连翘等解表清热；食积咳嗽者，加炒紫苏子、枳实、桑白皮等化痰止咳消食积；脾虚食壅者，加苍术、枳壳、炒白术、焦神曲等运脾健脾。

17 亚康方论

• • • • • • • • • • • •

处于亚健康之儿常常表现为纳呆、口臭、磨牙、口涎、小便黄、大便不调、倦怠乏力、夜眠不安、惊惕、胆小、哭闹、易怒、多动、暴力、发作性喷嚏、鼻塞鼻鼾、浊涕、面色萎黄或花斑、面颊粟米样皮疹、发不荣、腹胀、口唇红赤、手足心热、多汗、齿不荣、肤粗糙或皮肤痒、爪甲不荣、嗜异症、眼袋增重、生长滞后、皮肤高敏反应、舌质红、苔白厚或腻、花剥苔等诸多征候。小儿长期处于亚健康状态必令呼吸道反复感染，而反复呼吸道感染又令小儿经常处于亚健康状态，二者互为因果，形成恶性循环。故针对亚健康状态之核心病机"脾胃不和""心脾积热"，立亚康之方，以达调脾和胃、消食清热之效。"脾宜升则健，胃宜降则和"。小儿亚健康，亚康方化裁主治。

亚康方组：槟榔 10g，焦神曲 10g，黄芩 10g，炒白扁豆 10g，茯苓 10g，生栀子 10g，炒牵牛子 6g，共七味。

茯苓：性味甘、淡，平。有利水消肿、渗湿、健脾、宁心之功。《本草衍义》谓茯苓、茯神："行水之功多，益心脾不可缺也。"《伤寒内科论》也提到："茯苓能补能泻，补则益中气，泻则利水饮。"《本草求真》曰："最为利水除湿要药。书曰健脾，即水去而脾自健之谓也。"《世补斋医书》："茯苓一味，为治痰主药，痰之本，水也，茯苓可以行水。痰之动，湿也，茯苓又可行湿。"

炒白扁豆：性味甘，微温。有补脾和中，化湿之功。《本草纲目》："白扁豆止泄痢，消暑，暖脾胃。"《药性赋》："扁豆助脾。"

方中茯苓、炒白扁豆二药相合，健脾益气，以复原脾胃健运之功。

槟榔：性味辛、苦，温。有杀虫消积、行气、利水、截疟之效。《名医别录》："主消谷，逐水，除痰澼，杀三虫去伏尸，治寸白。"

神曲：性味甘、辛，温。可消食和胃。《药性赋》："神曲健脾胃而进饮食。"《本草纲目》谓其主治："化水谷宿食，癥结积滞，健脾暖胃。"又谓其能："消食下气，除痰逆霍乱，泄痢胀满诸疾。"

炒牵牛子：性味苦，寒。有小毒。能祛积杀虫，泻下逐水，炒用则药性、毒性减缓。《本草纲目》谓其："逐痰消饮，通大肠气秘风秘，杀虫。"

槟榔、焦神曲、炒牵牛子三药共奏消食导滞之功，令脾胃健运。

黄芩：性味苦，寒。可清热燥湿、泻火解毒、止血、安胎。《神农本草经》："主诸热黄疸，肠澼泄利，逐水，下血闭，恶疮疽蚀火疡。"《药性赋》："黄芩治诸热，兼主五淋。"《本草正》："枯者清上焦之火，消痰利气，定喘嗽，止失血，退往来寒热，风热湿热，头痛，解瘟疫，清咽，疗肺痿肺痈，乳痈发背；尤祛肌表之热……实者凉下焦之热，能除赤痢，热蓄膀胱，五淋涩痛，大肠闭结，便血漏血。"

栀子：性味苦，寒。有泻火除烦、清热利湿、凉血解毒之功。《药性赋》："栀子凉心肾，鼻衄最宜。"《神农本草经》："主五内邪气，胃中热气。"

黄芩、栀子二药清热燥湿，用以清泻中州之食热、湿热及郁热。

统观全方，诸药配伍，调脾和胃、消食清热。适宜于形体消瘦，面色萎黄，食欲不振，体质虚弱，反复感冒预防，咳嗽气喘未病先防，肺炎恢复期及哮喘缓解期等亚健康状态之儿，加减化裁，每获良效。偏于纳呆者，伍以炒麦芽、枳壳、炒莱菔子等消食和胃；若大便干结者，伍以生大黄、枳壳、当归等行气润肠通下；若消瘦，体重和身高不达标者，伍以苍术、炒白术、补骨脂、白茅根等运脾补肾；若内热大者，伍以青蒿、连翘、白茅根等清解内热；若表虚汗多者，伍以浮小麦、生黄芪、五味子等益气固表。

18 咳嗽方论
· · · · · · · · · · · ·

咳嗽，肺系病证。小儿咳嗽常见多发，常证也，然其难治易发，病程缠绵，易于反复，四季好发，冬春最甚，秋燥之时也易诱发，施治不当，每多逆变，患儿频受其扰，父母烦闷。今立咳嗽之方，用于诸多咳嗽之疾，如以咳嗽为主之呼吸道感染，如急性扁桃体炎、咽炎、气管炎、支气管炎、肺炎、喉炎、百日咳、哮喘及咳嗽变异性哮喘诸病。

咳嗽方组：紫苏叶10g，桔梗10g，黄芩10g，紫菀10g，姜半夏6g，蜜百部10g，蜜枇杷叶10g，白前10g，共八味。

紫苏叶：性味辛，温。功能解表散寒，行气宽中。《本草纲目》："行气宽中，消痰利肺，和血，温中止痛，定喘安胎。"小儿外感咳嗽每多夹滞，本品行气宽中，又益消滞理气。

姜半夏：性味辛，温。有毒。可燥湿化痰，降逆止呕，消痞散结；外用可消肿止痛。《医学启源》引《主治秘要》云："燥脾胃湿一也，化痰二也，益脾胃之气三也，消肿散结四也……除胸中痰涎。"脾为生痰之源，又宜中焦，小儿肺系之疾最常选此。

方中紫苏叶外能解表散寒，内能行气宽中，调畅脾胃气机，且略兼化痰止咳之功；姜半夏燥湿化痰，温化寒痰，尤善治脏腑之湿痰。两药相合，共奏化痰止咳之功，为君药。

百部：性味甘、苦，微温。有润肺止咳、杀虫灭虱之功。《药性赋》："百部治肺热，咳嗽可止。"《名医别录》云："主咳嗽上气。"

紫菀：性味苦、辛、甘，微温。可润肺化痰止咳，常于祛痰。《药性赋》："紫菀治嗽。"《神农本草经》云："主咳逆上气，胸中寒热结气。"

百部、紫菀两药均蜜制，强其润肺止咳，补肺气之效，味甘苦而温入肺经，化痰止咳，相须为用，新久咳嗽皆宜。

桔梗：性味苦、辛，平。有宣肺、祛痰、利咽、排脓之功。《珍珠囊补遗药性赋》："其用有四：止咽痛，兼除鼻塞；利膈气，仍治肺痈；一为诸药之舟楫；一为肺部之引经。"《药性赋》："桔梗下气，利胸膈而治咽喉。"

白前：性味辛、苦，微温。可降气化痰。《名医别录》："主治胸胁逆气，咳嗽上气。"《本草汇言》："疗喉间喘呼，为治咳之首剂；宽胸膈满闷，为降气之上品。"

桔梗苦辛而性平，辛能宣散，善开宣肺气；白前辛甘性亦平，长于降气化痰。一宣一降，以复肺气之宣降，增强君药化痰止咳之力，为臣药。

黄芩：性味苦，寒。可清热燥湿、泻火解毒、止血、安胎。《药性赋》："黄芩治诸热，兼主五淋。"制小儿上焦之热最宜。

枇杷叶：性味苦，微寒。归肺、胃经。功可清肺止咳、降逆止呕。《药性赋》："枇杷叶下逆气，哕呕可医。"《本草纲目》："枇杷叶气薄味厚，阳中之阴，治肺胃之病，大都取其下气之功耳。气下则火降痰顺，而逆者不逆，呕者不呕，渴者不渴，咳者不咳矣。"

黄芩入肺经，清泻肺火；枇杷叶味苦能降，性寒能清，合黄芩、白前，具有清降肺气之功，亦助君药加强止咳之效，均为佐药。

纵观全方，药仅八味，量亦轻微，为《医学心悟》止嗽散加减而得，原方去荆芥、陈皮、甘草，加紫苏叶、姜半夏、蜜枇杷叶、黄芩，更加清解内热、清泻肺火之力。"五气所病……肺为咳""盖肺体属金，畏火者也，过热则咳；金性刚燥，恶冷者也，过寒亦咳"。本方以"解表散寒，化痰止咳，稍清内热"为法论治咳嗽，全方偏温而平凉，止咳效果明显，温而不燥，散寒而不助热。

本方对于小儿外感咳嗽、食积咳嗽、过敏性咳嗽、哮喘发作期及预防哮喘复发，加减运用得宜，均可获效。外感风寒，症见头痛、鼻塞、流清涕、恶寒发热等风寒表证较重者，加荆芥、防风、生姜等解表散寒；风热犯肺，痰黄黏稠，不易咳出，鼻流浊涕等风热表证重者，加蝉蜕、薄荷、连翘辛凉解表；咳嗽夹滞，腹胀、口臭、舌苔厚腻，或大便干结者，加大黄、槟榔、枳壳、炒莱菔子等行气消积、泻热通便；过敏性咳嗽，咳嗽阵作，多喷嚏，鼻眼痒，流涕，具有湿疹、荨麻疹等过敏性疾病史者，加生黄芪、生白术、五味子、桂枝等益气固表；哮喘发作，喉间哮鸣，加射干、炒紫苏子、厚朴、桃仁等止咳平喘；哮喘缓解期，加黄芪、白术、炒薏苡仁等补益脾气、培土生金。

19　感热方论

· · · · · · · · · · · · ·

感热者，外感所令小儿发热。对于感受六淫之邪所致感冒、乳蛾、急性喉炎伴发热者，以及感受疫疠之气所致手足口病、疱疹性咽峡炎、流行性感冒（简称流感）、多种传染病早期之发热诸证皆可加减主之。

感热方组：桔梗 10g，青蒿 10g，黄芩 10g，藿香 10g，苦杏仁 10g，柴胡 6g，槟榔 10g，生栀子 10g，共八味。

柴胡：性味苦、辛，微寒。归肝、胆经。可解表退热、疏肝解郁、升举阳气。《药性赋》："疗肌解表，葛根先而柴胡次之。"《神农本草经》："主心腹，去肠胃结气、饮食积聚、寒热邪气，推陈致新。"

青蒿：性味苦、辛，寒。归肝、胆经。能清透虚热、凉血除蒸、解暑、截疟。《本草新编》："退暑热。"吾临证多用于无名之热。

柴胡既为解肌要药，且有舒畅气机之功，合青蒿，以解表退热。

藿香：性味辛，微温。归脾、胃、肺经。有化湿、止呕、解暑之效。《本草图经》："治脾胃吐逆，为最要之药。"小儿外感之热每多夹滞，此味最宜。

黄芩：性味苦，寒。归肺、胆、脾胃、大肠、小肠经。可清热燥湿、泻火解毒、止血、安胎。《药性赋》："黄芩治诸热，兼主五淋。"《本草正》："枯者清上焦之火，消痰利气，定喘嗽，止失血，退往来寒热，风热湿热，头痛，解瘟疫，清咽，疗肺痿肺痛，乳痈发背；尤祛肌表之热……实者凉下焦之热，能除赤痢，热蓄膀胱，五淋涩痛，大肠闭结，便血漏血。"黄芩清小儿上焦之热最宜。

栀子：性味苦，寒。归心、肺、三焦经。有泻火除烦、清热利湿、凉血解毒之力。《药性赋》："栀子凉心肾，鼻衄最宜。"《神农本草经》："主五内邪气，胃中热气。"此味除小儿之食热证。

藿香既可解在表之风寒，又可化在里之湿浊；黄芩清热燥湿，泻火解毒，善清肺火，合柴胡又可解少阳之邪热；栀子清热降火，通泻三焦。四药相合，共奏清热解毒除湿之力。

槟榔：性味辛、苦，温。归胃、大肠经。有杀虫消积、行气、利水、截疟之效。《名医别录》："主消谷，逐水，除痰癖，杀三虫去伏尸，治寸白。"可疗膜原之热。

苦杏仁：性味苦，微温。有小毒。归肺、大肠经。有止咳平喘、润肠通便之用。《药性赋》："杏仁润肺燥，止嗽之剂。"《本草拾遗·本草解纷（三）

卷第十》："杀虫……利喉咽,去喉痹、痰唾、咳嗽、喉中热结生疮。"《珍珠囊补遗药性赋·主治指掌》："利胸中逆气而喘促,润大肠气闭而难通。"上宣肺,以掀华盖之热;下润肠以泻阳明之火。

槟榔可行胃肠之气,消积导滞;苦杏仁味苦下气,宣肺润肠。两药相合,行气理气且导热从大便而下。

桔梗: 性味苦、辛,平。归肺经。有宣肺、祛痰、利咽、排脓之功。《珍珠囊补遗药性赋》："其用有四:止咽痛,兼除鼻塞;利膈气,仍治肺痈;一为诸药之舟楫;一为肺部之引经。"《药性赋》:"桔梗下气,利胸膈而治咽喉。"桔梗宣肺利咽、开宣肺气以利解表。

刘完素以为外感热病之因"六气皆从火化"。综观全方,重用清法、消法,清消并用,侧重于辛凉清热,表里同治,理气疏泄,共达清热解表、理气化湿之功。

本方常用于感冒发热、手足口病及疱疹性咽峡炎、流感或重症感冒早期阻断、急性喉炎、多种传染病初期等,临床运用时,当随证加减。如兼大便秘结者,可加生大黄、枳实以行气消积、通腑泻热;高热者,可加葛根以解肌退热;食欲不振者,加焦神曲、炒麦芽、薏苡仁以健脾和胃消食;若咳嗽有痰,则加姜半夏、射干清热化痰利咽;若咽红、唇赤,可用连翘、蝉蜕、赤芍以清热解毒凉血;皮疹隐现者,可加蝉蜕、葛根、薄荷等以解肌透疹。年长之儿,感热方武火轻煎,频频啜饮,时疫发热最效。

20 婴泻方论

婴儿之泻常难取效,故应有未病先防、已病防变之理念,故立婴泻之方,以疗婴儿腹泻、秋季腹泻、抗生素相关性腹泻、脾胃虚弱或脾肾阳虚泻,以及营养不良伴大便不化等诸便异常之疾。

婴泻方组: 炒白术10g,茯苓10g,炒山药10g,炒薏苡仁10g,车前草15g,共五味。

白术: 性味甘、苦,温。有健脾益气、燥湿利尿之功。《本草汇言》云:"白术，乃扶植脾胃、散湿除痹、消食去痞之要药也，脾虚不健，术能补之，胃虚不纳，术能助之。"张元素以为白术"除湿益燥，和中益气"。《药性赋》云："白术消痰壅温胃，兼止吐泻。"《本草通玄》云："得中宫冲和之气，故补脾胃之药，更无出其右者……土旺则清气善升，而精微上奉，浊气善降，而糟粕下输，故吐泻者不可缺也。"白术炒后更助健脾止泻之力。

茯苓：性味甘、淡，平。有利水消肿、渗湿、健脾、宁心之效。《本草衍义》云："行水之功多，益心脾不可缺也。"《伤寒内科论》云茯苓能补能泻，补则益中气，泻则利水饮。《本草求真》云："最为利水除湿要药。书曰健脾，即水去而脾自健之谓也。"《世补斋医书》云："茯苓一味，为治痰主药，痰之本，水也，茯苓可以行水。痰之动，湿也，茯苓又可行湿。"

炒白术合茯苓以健脾除湿为主，利水除湿而不伤正，补气健脾而不恋邪，故共为君药。

山药：性味甘，平。有补脾养胃、补肾涩精、生津益肺的功效。《神农本草经》云其："补中，益气力，长肌肉。"《本草纲目》云其："益肾气，健脾胃止泄痢，化痰涎，润皮毛。"《药品化义》云："山药……其味甘气香用之助脾，治脾虚腹泻。"山药炒用更助健脾止泻之力。

薏苡仁：性味甘、淡，凉。有利水消肿、健脾、渗湿、除痹、清热排脓之功。清热利湿宜生用，健脾止泻宜炒用。《本草纲目》云："薏苡仁属土，阳明药也，故能健脾益胃……土能胜水除湿，故泄痢、水肿用之。"《本草述》云："此味除湿而不如二术助燥，清热而不如芩、连辈损阴……诚为益中气要药。"《本草新编》云："薏苡仁最善利水，又不损耗真阴之气……故凡遇水湿之症，用薏苡仁一二两为君……未有不速于奏效者也。"薏苡仁炒用更助健脾之力。

炒山药味甘性平，助炒白术补脾益气止泻；炒薏苡仁可助炒白术、茯苓健脾渗湿止泻。二药共为臣药。

车前草：性味甘，寒。功效与车前子相似，具有清热利尿、凉血、解毒、祛痰等功效。《药性论》云其治尿血，能补五脏，明目，利小便，退五淋；《本草备要》云其可"行水、泻热、凉血"。《本草纲目》云："导小肠热，止暑湿泻痢。"

车前草可利水湿，分清浊而止泻，即"利小便以实大便"，且车前草性寒，有清热解毒之功效，合炒薏苡仁可共奏清热利尿之功，是为佐药。

《景岳全书·泄泻》云："泄泻之本，无不由于脾胃。"《杂病源流犀烛·泄泻源流》曰："湿盛则飧泄，乃独由于湿耳……苟脾强无湿，四者均不得而干之，何自成泄。"故该方重在"扶正祛邪"，又"脾胃为后天之本"，故立法宜从脾胃入手。泄泻多由脾虚湿盛所致，且湿盛可困脾，脾虚又生湿，两者互为恶，互为因果。本方启迪于《太平惠民和剂局方》参苓白术散之意。纵观全方，药性平和，健脾气，渗湿浊，使脾气健运，湿邪得祛，则泄泻自除，唯小婴儿最宜。随证加减，每获良效。

若风寒外感居多者，伍以藿香、苍术等疏风散寒，芳香化湿助运；若为湿热泻，必见泻下急迫，气味臭秽，伍以葛根、黄芩等清热除湿；若饮食不节之伤食泻者，必见大便酸臭、脘腹胀满、苔白厚腻，伍以神曲、炒麦芽消食化积；若脾虚甚者，必见大便稀溏，食后作泻，伍以炒白扁豆、葛根、苍术等补脾助运；若脾肾阳虚者，必见大便清稀，完谷不化，伍以炮姜、制附子、五味子、补骨脂等温肾暖脾、固涩止泻；若秋泻，湿热为著者，伍以炒白扁豆、藿香、葛根、黄芩等健脾化湿；若抗生素相关腹泻伴腹痛者，伍以木香、厚朴、枳壳等理气止痛。

21 复方百部煎方论

复方百部煎伍以生百部 20g、生苍术 20g、生黄连 15g，加水适量浓煎至 100ml 备用外涂。该浓煎剂具有清热、燥湿、泻火、解毒之功。该方外治小儿诸皮肤之疾。如小儿红臀、传染性软疣、皮脂溢出性皮炎、丘疹样荨麻疹、婴儿湿疹、小儿鼻疳、鼻疔、脐湿、脐疮、疥疮、脓疱疮、中耳炎等。

百部：性味甘、苦，微温。归肺经。有润肺止咳、杀虫灭虱之用。《日华子本草》："（百部）治疳蛔及传尸骨蒸，杀蛔虫、寸白、蛲虫。"现代药理研究表明，百部所含生物碱能降低呼吸中枢兴奋性，抑制咳嗽反射，而达止咳之效。体外试验对一些皮肤真菌也有抑制作用。水浸液和醇浸液对体虱、阴虱皆有杀灭作用。

黄连：性味苦，寒。归心、脾、胃、胆、大肠经。有清热燥湿、泻火解毒之效。《神农本草经》："主热气，目痛，眦伤泣出，明目，肠澼，腹痛下痢，妇人阴中肿痛。"《本草纲目》云其用有六："泻心脏火，一也；去中焦湿热，二也；诸疮必用，三也；去风湿，四也；赤眼暴发，五也；止中部见血，六也。"本品制为软膏外敷，可治皮肤湿疮。取之浸汁涂患处，可治耳道流脓；煎汁滴眼，可治眼目红肿。

苍术：性味辛、苦，温。归脾、胃、肝经。有燥湿健脾、祛风散寒、明目之功。《神农本草经》："主风寒湿痹、死肌、痉、疸。"《名医别录》："治大风在身面，风眩头痛，消痰水，逐皮间风水结肿，除心下急满，及霍乱，吐下不止，利腰脐间血，益津液，暖胃，消谷，嗜食。"《本草纲目》："大风痛痹，筋骨软弱，散风除湿解郁。汁酿酒，治一切风湿筋骨痛。"《本草从新》："燥胃强脾，发汗除湿，能升发胃中阳气，止吐泻，逐痰水。"

脐湿、脐疮。二证均为湿热毒邪浸淫脐部皮肤所致。局部可见红肿、糜烂、渗出。用复方百部浓煎剂清洗局部渗出物，再改用干粉剂外敷，日2次，用至局部干燥结痂，再改为浓煎剂外擦，日1次，连用3～4日。寐前施治更宜。

古人云"有诸内者形诸外"，故小儿诸多皮肤之疾，虽予外治之法取效，然除轻疾小恙外，当配合内治之法更效，尤属反复日久者。"小儿肌肤薄，藩篱疏"，每遇肤疾，不可久用激素、抗敏之外治之药，以免药害。

22　小儿调理茶饮方论
·············

茶方一：体弱调理茶饮方

组成：太子参6g，炒白扁豆10g，生栀子10g，焦神曲10g，槟榔10g，炒牵牛子6g。

服法： 以上诸味打碎如豆粒，棉布包裹，水煎数分钟，小量频饮，可加蜂蜜调味。每周服 3 ~ 4 日，每天 3 ~ 5 次。

作用：

太子参： 味甘、微苦，性平。入心、脾、肺三经。补气健脾、生津润肺。适宜肺脾气阴两虚之症。

炒白扁豆： 味甘，微温。归脾、胃两经。补脾和中、化湿。脾气虚最宜。暑湿吐泻亦用。

生栀子： 味苦，性寒。入心、肺、三焦经。泻火除烦、清热利湿、凉血解毒。诸热毒、湿热证选用。

焦神曲： 甘、辛，温。入脾、胃两经。消食和胃，化积导滞。如食滞腹胀满善用。

槟榔： 味苦、辛，性温。入胃、大肠两经。驱虫又消积。吾临证善用。

炒牵牛子： 苦、寒，有毒。入肺、肾、大肠三经。泻下逐水、祛积杀虫。炒之则令药缓毒轻，且炒后气香，消积之中略有健脾作用。可用于痰盛喘咳、饮食积滞。

诸味合用，最宜小儿之气虚体之易感冒、久咳不瘥。脾虚消瘦，纳呆不食。

茶方二：内热清解茶饮方

组成： 白茅根 15g，炒牛蒡子 10g，生大黄 3g，车前子 15g，生栀子 10g。

服法： 以上诸味打碎如豆粒，棉布包裹，水煎数分钟，小量频饮，可加蜂蜜调味。每周服 3 ~ 4 日，每天 3 ~ 5 次。

作用：

白茅根： 味甘，性寒。入肺、胃、膀胱经。清肺胃热、凉血止血、清热利尿。宜胃热呕吐、肺热喘咳、血热鼻衄诸证。小儿溺短溺频者也宜。

炒牛蒡子： 味辛、苦，性寒。入肺、胃经。疏散风热、宣肺祛痰。又利咽透疹、解毒消肿。尤适宜小儿常发之肺系热证，如咽喉肿痛、乳蛾痰热、疮疡肿毒。

生大黄： 苦，寒。入脾、胃、大肠、心包、肝经。泻下攻积、清热泻火、凉血解毒。小儿积滞便秘常选。尤适宜于小儿上病下取诸证，如目赤咽肿、血热鼻衄、乳蛾口疮、痄腮丹毒诸疾。

车前子：甘，微寒。入肝、肾、肺、小肠经。清热利尿、渗湿止泻、祛痰。此旨意在清热于便溺之中。止泻之旨则因于利小便而实大便也。

生栀子：味苦，性寒。入心、肺、三焦经。泻火除烦、清热利湿、凉血解毒。诸热毒、湿热证选用。

茶方三：食积消化茶饮方

组成：茯苓 10g，生栀子 10g，槟榔 6g，炒牵牛子 6g，炒麦芽 10g，枳壳 6g。

服法：以上诸味打碎如豆粒，棉布包裹，水煎数分钟，小量频饮，可加蜂蜜调味。每周服 3 ~ 4 日，每天 3 ~ 5 次。

作用：

茯苓：味甘、淡，性平。入心、脾、肾三经。利水消肿、渗湿健脾、尤宜小儿肺脾气虚之咳喘痰饮诸证。脾虚泄泻、胀满食少者为宜。

生栀子：味苦，性寒。入心、肺、三焦经。泻火除烦、清热利湿、凉血解毒。诸热毒、湿热证选用。

炒牵牛子：苦、寒，有毒。入肺、肾、大肠三经。泻下逐水、祛积杀虫。炒之则令药缓毒轻，且炒后气香，消积之中略有健脾作用。可用于痰盛喘咳、饮食积滞。

槟榔：味苦、辛，性温。入胃、大肠两经。驱虫又消积。吾临证善用。

炒麦芽：甘，平。归脾、胃经。行气消食、健脾开胃。最宜小儿米面薯蓣食滞证。

枳壳：苦、辛、酸，微寒。入脾、胃、大肠经。消积、化痰、除痞最效。胃肠积滞、湿热泻痢诸疾，小儿好发用之正中病机。

小儿为病，用药审慎，服之最难。茶饮之方，量小味轻，调理之用，最为适宜。

下论

为小儿医者
解临证之能乃为先

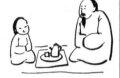

1　小儿上病下取论

· · · · · · · · · · · ·

上病乃指小儿病位在上，胸以上为上。下取者，盖指从治部位从下取效，使邪从下而出之意。统指小儿之上位之病施治以下位方法。"上病下取"之法在小儿疾病中有其独特意义。

上病下取消乳蛾，指用泻下之法疗发于上焦之小儿乳蛾。适用于急性扁桃体炎，伴高热持续不退，喉核色赤肿大，溃烂化脓，咽痛剧烈，吞咽和（或）呼吸困难，口臭，大便干结之患儿。小儿嗜食辛辣炙煿之品，热积胃肠；或先天禀受母体之热，胃火内炽，上熏咽喉；或复感外邪，风热犯肺失治、误治，邪热入里，热毒下蕴胃肠，燥实塞腑，上蒸咽喉，发为乳蛾。此非通下而不能降上火，唯通腑泻热，引火下行，乳蛾方消。消积方或感热方化裁，可酌加射干、薄荷、赤芍、桃仁、生黄芪、生薏苡仁。

上病下取愈口疮，指用通腑、利尿之法治疗发于上焦之小儿口疮。适用于燕口疮、齿龈肿痛、反复口疮，疮疡周围黏膜红赤，灼热疼痛，口臭流涎，伴尿赤、便干之证。小儿外感风热之邪，夹毒夹湿，侵袭肺卫，化热化火；或喂养不当，恣食膏粱厚味，致脾胃蕴热；素体热盛或阴虚，虚火上炎，热邪上乘心脾，气冲于口舌，令口舌生疮。口疮为标，内热为本，内热不清，口疮难愈。疗上之热当以从下而取，引热下行。临证不论腑实证、腑热证，均以通腑泻热、淡渗利尿之法，使热邪由大、小便分流下泄，则口疮自愈。消积方或亚康方化裁，有形之热甚者，消积方；无形之热甚者，亚康方。

上病下取止顽咳，指用通里宣表之法治疗发于上焦之小儿顽固性咳嗽。适用于外感咳嗽，久咳不愈，或反复发作，晨起或夜晚咳甚，可伴咽红、便干或黏腻之证。肺与大肠相表里，大便不通则浊气不降，浊气不降则肺不宣肃，气机上逆，发为咳嗽。临证唯见咳治咳，则咳嗽难止，虽可暂缓，亦极易复发。需审症求因，治病求本。咳嗽为标，肠热腑实为本。故凡久咳不愈兼有便干腑实者，不论热咳、寒咳，均不忘"下法"之用。浊气下泄，清气得升，肺宣发肃降之能复常，则咳嗽自止。咳嗽方或消积方化裁，以外感为甚者，以咳嗽方为主；以腑实为甚者，当以消积方为要。

上病下取止鼻衄，指用通腑、利尿之法治疗发于上焦之小儿鼻衄。适用于鼻衄反复发作，血色鲜红，或鼻前庭溃疡，口苦或口干臭秽，烦躁，便秘，舌红苔黄之儿。鼻为肺窍，肺与大肠相表里，阳明热盛，上炎肺窍，血热妄行而致鼻衄。阳明腑热不泻，则肺热难清，鼻衄难止。泄热之法，有通大便、利小便两端。故当通腑泻热、淡渗利尿，使热邪由大、小便分利而出，以达"釜底抽薪"之效。消积方化裁。脾虚者，亚康方化裁。

上病下取通鼻窍，指以通腑泻下或配合足浴之法治疗发于上焦之鼻塞、鼻流浊涕或时清时浊之证，浊涕而伴便干之鼻渊或鼻窒之证。肺主一身之表，开窍于鼻，外邪袭表犯肺，郁而化热，肺热循经上蒸于脑，灼伤窦窍，故鼻流浊涕；肺与大肠相表里，肺热下移大肠，故大便干结不通。欲通上窍，当先通下窍，此乃邪热结聚于大肠之理。大便得通，肺热得清，则肺窍自利。或久病肺气耗伤，肺虚清肃无力，寒邪滞留窦窍，则渗下涓涓不绝，表现为长期鼻塞、流清涕、喷嚏多，当通腑泻下，宣通鼻窍。降腑之浊气，宣肺之风寒。消积方化裁主治。艾叶煎汤沐足，至微汗出，此法亦为"上病下取"之法，风寒犯于上，熨足解于下。艾叶气味辛香，可散寒湿，暖气血，温经脉，故用以温经散寒通窍。内服外用，表里同治，起效更易。

上病下取治唇炎，指用清热、导下之法治疗发于上焦之唇炎。唇炎乃多种致病因素所引起的唇部炎症性反应。以小儿唇部黏膜干燥脱屑、干痒灼痛、肿胀、充血、渗出结痂等为特征。临证伴大便干结、小便短赤者尤宜。孕母过食辛辣厚味，致胎热内蕴于患儿，令日后易发唇炎；小儿饮食不节，过食肥甘厚味，湿浊内停，蕴久化热，湿热上蒸；或复感风热，致内热外邪相合，热毒蕴积心脾，循经上炎，熏灼唇部，乃发唇炎。心脾积热，燥化太过，肠失濡润，则大便干结；心与小肠相表里，心热下移小肠，则小便短赤。故当清心泻脾，上病下取，引火下行，使心脾积热由大、小肠分流下泄，则唇炎自愈。便干甚者，消积方主治；脾虚食滞者，亚康方主治。可酌伍白茅根、苍术、生白术、生薏苡仁、青蒿以助健脾、清热之功。

上病下取治汗证，指用清热导滞之法治疗小儿之无故全身或头部汗出过多，甚至大汗淋漓之证。适用于自汗或盗汗，汗出以头颈、胸背明显，动则尤甚，可伴口臭纳呆，大便秘结，手足心灼热者。医者疑或乃缺钙所致，常与钙剂、鱼油、维生素 D_3 等，收效甚微。吾以为小儿喜食肥甘炙煿饮食，积滞不化，化湿化热，湿热蕴积，蒸腾炎上，迫津外泄而多汗，且以头颈背为多。当消积导滞、清热利湿。积滞得消，湿热得化，则汗出自止。消积方或亚康方化裁主治。若热甚者，伍以青蒿、白茅根以清热利湿；苔白腻者，姜厚朴、白豆蔻运脾化湿；汗出甚者，伍以生白术、生黄芪、五味子、浮小麦以健脾益气、固表止汗；积滞纳呆者，伍以焦神曲、炒麦芽健脾消食，亦防攻伐伤正；嘱多饮食米粥以养胃气、生津液。

上病下取消针眼，指用清热、消导之法治疗发于上焦之小儿复发性麦粒肿。麦粒肿乃因于睑缘皮脂或睑板腺感染细菌引起的眼睑急性化脓性炎症。归属于中医"针眼"。清热消导之法适宜于反复发作之局限性红肿、疼痛、硬结，伴纳呆、面色萎黄、大便干结、夜眠欠安者。小儿体属"纯阳"，发病以实热证为多，若素体阳明热盛或喜食燥热肥厚之品，又因小儿"脾常不足"，易致饮食积滞，积久化热，热郁于内，日久化火，火性炎上，结于眼睑，则发为本病。当以清热导滞、散结止痛为法，取其上邪下驱之意。消积方化裁主治。可酌伍生黄芪、生薏苡仁、赤芍、白茅根以助清热祛腐之力。

上病下取治痄腮，指以通腑、利尿、清热为主的方法治疗小儿痄腮。痄腮乃风温邪毒所致之急性传染病，邪毒从口鼻而入，壅阻少阳经脉，郁而不散，结于腮部，使气血运行受阻而发。风热病邪易化燥伤阴，传变迅速，加之小儿阳常有余，阴常不足，故患儿易见郁热不散，顺传阳明，胃热不解，下犯大肠，与肠中积滞相结，熏灼阴津，形成阳明热结之证。故当通腑泻热，急下存阴。如能适时运用，用之得当，且中病即止，则奏功甚捷。本法亦适用于小儿手足口病、颌下淋巴结炎、疱疹性咽峡炎等伴咽红、纳少、口臭、大便秘结之证者。其理何在？患处有异，但皆发于上焦，病机相同，故皆可从下论治也。消积方化裁主治。发热甚者，可用感热方加生大黄、桃仁主治。本病为风温邪毒壅阻少阳经脉所致，若施以清热解毒之法不效，何也？乃因于风温邪毒顺传阳明，阳明热盛不解，下犯大肠，与肠中积滞相结故也。积滞不除，则邪热难清，诸证难消。故当荡涤胃肠积滞以泻热，邪热既祛，病愈大半。然苦寒攻下，当中病即止，以免伤及正气，后期宜清解余热、软坚散结而收功。

上病下取除脓耳，指用通腑泻热之法治疗小儿化脓性中耳炎。化脓性中耳炎中医学称为"脓耳"。通腑泻热之法适用于急性中耳炎、慢性中耳炎反复发作，耳内流脓，脓液腥臭，耳鸣，听力下降，伴大便干结、小便赤黄之证。手足少阳经脉皆"从耳后，入耳中，出走耳前"，且耳为少阳之上窍，若反复外感或恣食肥甘，郁而化热，循经上炎，迫伤空窍，湿热之邪败血腐肉发为脓耳。当经腑同治，直清少阳经腑郁热，泻肠腑之结，经热得清，腑热得泄，热清络通则脓耳自愈。消积方或亚康方化裁主治。常伍以生黄芪、生薏苡仁、苍术、桃仁以祛腐生清生肌、燥湿排脓之力。若为易感冒、久咳者，当伍以炒白术、葛根、桑白皮、太子参健脾益肺之品。脓多涓涓者，先以复方百部煎外洗，后以同方细粉吹耳。

临证既识上焦之证候，更辨无形热邪与有形实邪结聚于中焦、下焦之本质。上病下取，使热邪清，积滞除，上焦病症自愈。然小儿脏腑娇嫩，不耐攻伐，脾常不足，故在攻邪同时，佐以健脾养胃扶正之品，以期攻邪不伤正，扶正不留邪。

2　小儿退热八法论

小儿发热最为多见，其病因多样，四诊各异，退法不同。吾临证常施八法：健脾平热法、消食退热法、渗湿化热法、发汗解热法、通腑泻热法、利尿清热法、生津抑热法、镇（定）惊熄热法。

健脾平热法

盖指健脾退热之法。多为大病久病之后，邪祛正虚之气虚发热者，四诊可见：反复低热、反复感冒、乏力多汗、纳呆消瘦、面色萎黄、时而泄泻。此为外邪侵犯机体，伤及脾胃，外邪虽祛，而脾虚一时难复，形成该证，欲祛诸证，单一健脾即可，非健脾而热不平。多见于现代医学多种急慢性感染病后之人。临证常兼用消食退热法、生津抑热法。健脾常择：白术、炒白扁豆、太子参、黄芪。

消食退热法

盖指消食退热之法。多用于小儿乳食停滞或疳证之发热。四诊可见：低热烦热、时时而发、纳呆腹胀、夜眠不安、精神不振、舌苔白厚。此乃中焦脾胃食滞，积而化热所致。当以消食退热，且不可妄投苦寒清热之品。临证常兼用渗湿化热法、健脾平热法。消食常择：槟榔、虎杖、莱菔子、枳壳、砂仁、牵牛子等。

渗湿化热法

盖指淡渗利湿或芳香化湿解热之法。多施治于暑热感冒、暴饮冷食，脾胃湿盛之积滞证。四诊可见：发热不退、纳呆呕吐、腹胀腹泻、小便浑浊或黄、舌质红苔白腻或微黄。此乃湿邪内盛，与热交蒸，热泄不畅，故而发热不退。类同于现代医学之肠胃型感冒、中暑、消化不良等疾病。此非淡渗利湿之法而热不解。临证常兼用利尿清热法、消食退热法。化湿常择：姜半夏、砂仁、厚朴、青蒿、苍术、藿香、白豆蔻。

发汗解热法

盖指以发汗解热之法。常施治于小儿感冒初起之高热无汗、鼻塞或流清涕、咽不红或微红、肤见鸡皮样疙瘩、舌脉可常。患儿以高热居多，此乃风寒外感，寒束肌表，闭汗不出，热不外达，内热蒸腾，引发高热。此时非以热之多少而辨属寒属热，当以无汗为辨证之要候。当汗之热解，可兼清内热。即使是高热也当大胆选用辛温发汗之品，使汗出热解。伴便干热结者，当合通腑泻热法。汗法常择：藿香、羌活、生姜、紫苏叶、荆芥。

通腑泻热法

盖指清热泻下退热之法。临证多用于痄腮、乳蛾、颌下淋巴结炎之高热顽固不退，伴有便干热结者。四诊可见：高热不退、口疮口臭、便干咽赤、喉核红肿、舌红苔厚而燥等症。此乃外邪侵袭、燥热内结、腑气不通、热邪上蒸外达所致。此非通腑泻热而热不泄。临证常兼用清热解毒法、清热凉血法。通腑常择：生大黄、牛蒡子、枳壳；婴儿常择：番泻叶、炒牵牛子。

利尿清热法

盖指以利尿为主退热之法。多施治于现代医学之秋季腹泻、小儿泌尿系感染所致之发热。属中医之"湿热泻""热淋"等范畴。四诊可见：发热不退，或温或壮，尿赤而少，昼时尿淋频频，泻下如注，肛门潮红等症。此乃小肠热盛之故。非利尿而热不能清。且利小便又可实大便以止秋季腹泻，故最长于秋季腹泻之热者。临证常兼用渗湿化热法。利尿常择：车前子、茯苓、生薏苡仁、白茅根、滑石、青蒿。

生津抑热法

盖指养阴生津退热之法。多施治于小儿肺炎喘嗽或大病久病之后之反复低热、偶咳多汗、舌红少苔之热毒伤津耗液之证。退此热当以益津生液为法。临证常兼用健脾平热法。生津常择：麦冬、生地黄、百合、黄精、葛根、白芍、山药。

镇（定）惊熄热法

盖指安神镇惊退热之法。多施治于婴幼儿惊吓之热、时发时止、夜啼不安、大便质稀色青等症。也可施于痫后发热。临证常兼用健脾平热法和消食退热法。临证常择：蝉蜕、僵蚕、石菖蒲、钩藤、生龙骨、地龙、天竹黄。

3　小儿鼻涕论

涕乃为肺液，由肺之宣发肃降所生，故肺常则涕常。涕之异常，在小儿多责之于外感。属感冒之常候，往往与鼻塞并见。又有其鼻鼽、鼻渊之涕者。

小儿鼻涕，有清涕、黏涕、黄涕、秽涕之别，或数况兼有，临证应有识别。

小儿涕之色者，应别涕之色青、黄、白、赤。涕之状属清、属稠、属黏。

风寒外感之初，多为清涕，之后多为白涕、黏涕，或时清、时白。黄涕多外感之末，黄而不甚黏者，外邪得祛也，乃趋愈之征。肺热之涕多为黄、为稠。肺热之甚可见赤涕、青绿涕。肺热而燥，可见涕夹赤丝。鼻䶌之涕，或清或黄，时稠时稀，或有臭秽，变化不一。而鼻渊之涕则黄、脓、稠涕为多，闻之臭秽。

小儿久涕难愈，医者必治病求本，从肺脾论治，调脾和胃则为上道。饮食起居调护亦当为要。辛燥肥甘之食，暖衣厚被之护，必致反复不愈。

鼻䶌、鼻渊之涕，更当从长调治，不可求速效而外治诸法，必损肺窍，反不彻愈。

4　小儿鼻塞论

小儿鼻部最与成人不同，其为肺窍，肺开窍于鼻，为六淫之邪先应，外邪最易从鼻感触伤络犯肺。鼻之血络多而浅薄，受邪受伤易发为䶌，且鼻窍上居高位，其火热之邪易于炎上，循上窍而出，故鼻之症候可映显内热、内火之象。鼻腔之毫毛在小儿之时，缺失无障，不碍外邪，常为六淫所犯，形成鼻渊、鼻䶌之证。

小儿鼻塞，其病机概为肺窍不利所致。因于风寒者居多，寒为阴邪，携风犯之，寒性主敛主收，故鼻塞。鼻塞碍于小儿气息，必致张口气息，久张之口，又致咽干唇燥，甚易感冒，彼此影响，相辅为恶。故鼻塞乃小儿感冒之常候，又乃小儿易感冒之常因，临证不可不顾。小婴之儿，得益母乳，正气存内，最不宜感冒，故而鼻塞亦鲜。但，一经感冒，鼻塞最为先见、常见，且极不易愈，如是令小儿气息不畅，夜啼烦躁，夜晚尤甚，影响睡眠，感冒加甚，危险加重，变生危候，临证之时更应慎之。又因小婴儿之鼻塞难愈，痛苦显现，如哺乳困难，哭啼不止，使得父母求医急切，频乱投医，医者若不明医理，众药众法治之，虽收效甚微，确多得诸药之伤害，进而损伤小儿正气，越发感邪得病。鼻塞之儿，其病位虽在上，其治有在上、在中、在下之异。临证当揆度施治。在上者，其鼻塞多责之于风寒外感，犯及肺卫，肺窍不利，故而鼻塞，当疏风散寒、宣肺利窍则愈；在中者，必调中焦之脾胃，中枢畅通，则气机得以上达下行，肺窍自利，故小儿鼻塞常常伴见脾证者，当以调理脾胃为先；在下者，必有阳明腑实证，宜倡下法，即所谓上病下取也。大凡鼻塞反复，伴见便干热盛者，清热导下，引浊下行为先，盖因肺与大肠相表里，肺窍不利，必因于腑气不通，热结郁里，浊气不降，反逆于上，故肺窍不利而鼻塞。

小婴儿之伤风鼻塞，不宜杂药乱投，诸法实施，不为求速效。一法，调居室以温暖，适湿润；二法，可每晚入寝前，热水沐浴至微汗为度；三法，以荆芥 10g、薄荷 10g、生姜 3g 水煎五分钟离火，闷泡至适温取汁，滴鼻，日三四次；四法，以大人拇食二指端，闪火温烤，取热频摩小儿之鼻翼迎香穴，每往返多次，每次 5 ~ 10 分钟；五法，年长儿鼻塞，可上滴鼻之方重剂，水煎，沐足至微汗出为度，效著；六法，年长儿鼻塞，烧水至沸，用硬纸做细筒状，导引热蒸之汽，频频吸鼻，每晚 1 次，亦能取效。

5　小儿鼻衄论

小儿鼻衄，总归络伤血溢之故。而伤络有外邪内邪之分。外邪责之于风热、燥火，乃热邪入窍损络所致。内邪责之于热蒸、肝火，乃内热之邪令血热妄行之故。小儿鼻衄，亦有因于虚者：一则阴虚内热，虚火上蒸；二则气虚失摄，血不为统。

风热燥火为患之衄，多见于秋春六气当令之时，六气太过，发为六淫，风挟燥火，最易循经伤络，故衄也。热重，消积方加连翘、桑白皮、桃仁主之。热轻，消积方加荆芥、薄荷、生地黄主之。

热盛肝火为患之衄，四季均发，尤冬夏者为多，盖因夏令属火，患儿平素热盛，同性相加，火热炎上，血热妄行，故衄也。消积方加青蒿、白茅根、连翘之类主之。素有易怒，肝火旺盛，每遇情志不遂，急躁易怒，常啼动气，肝失疏泄，血不循经，故衄也。消积方加生白芍、当归、地骨皮、生地黄之类主之。冬月好发者，多因于冬令进补有过，或厚衣暖被，又多静少动，必致热郁内熏，故冬令亦衄也。

气虚之衄，多责之于久病大病伤气，或素来体虚气弱，治当益气健脾，亚康方加太子参、生白术、五味子主之。山药小米粥常食亦益。

阴虚之衄，多责之于大病久病伤阴，尤责之于久用抗生素类药物，阴伤则虚火上蒸。热重者，消积方加生地黄、当归、青蒿、乌梅、生甘草，甘草稍重，意在酸甘化阴，此甘草非调和之用，其量加重，与乌梅之酸味相合，故酸甘化阴。青蒿主血分之热。热轻者，亚康方加生地黄、当归、地骨皮、生黄芪主之，佐生黄芪，意在益气统血，又因虚之热，故生用也。山药糯米粥常食亦益。

鼻疳、鼻渊、鼻疮之衄反复不愈者，必内调外治，百部煎可施。

小儿鼻衄，临证常见，多为上述小疾，依法施治，易效易愈。然小儿之鼻衄，往往某时频作，多为常证，所以频作，必量少自愈，盖因衄血初止，小儿时常揉、挤，故频作。往往医患齐恐，疑为危候，必滥查误治，杂药乱投，反损体伤正，最不可取。

6　小儿"三炎"论

· · · · · · · · · · · ·

小儿"三炎"乃指近代医学之咽炎、鼻炎、中耳炎，与中医之慢喉痹、鼻渊、鼻鼽、脓耳类同。三证皆反复发作，久治不彻，愈而再发，必治病求本。多责之于易感冒，反复久病，伏邪留恋所致。

咽之炎，慢喉痹也，似梅核气，其人常感咽之不下、咯之不去、时发时止，为痰气郁结所致。小儿若为咽不适，或自诉咽之异物感，如叶附喉咽，感之不畅，心若烦蚁，去之不除。或可见单声轻咳，频频清咽，似咳非咳，时时而作，唯不可以咳论治。当以益脾补肺之法，肺脾同治，兼以通腑泻热，清咽利喉，热除痰消，咽舒则安。辨证论治，酌加对症之药，如大黄、枳壳、桃仁、桔梗、射干、薄荷之品。咽喉者，亦食物之道，故忌食干烈膨化之物，勿偏嗜五味，不过甘、过酸、过腻之品，恐其伤津生痰。小儿咽之炎，慢疾者，反不宜抗生素类药物，调理最宜。

鼻之炎，又称之鼻渊、鼻鼽。每见小儿鼻塞常作，喷嚏频发，或流涕多少，涕清或涕浊，鼻痒揉搓，日久者必碍呼吸之气，故张口作息，扰其睡眠，乱其心神，烦闷急躁，此源肺窍不利也，感寒令其甚。医者多责之于局部之因，以鼻之候，忘整体之责，往往投以辛夷、白芷、苍耳子等通窍之品，或敷以外用之剂，于患处施法，取效甚微，或仅一时之效，时反时复。此证当治病求本，不可仅顾于鼻，必依整体辨证，调理扶正，方令痊愈不复。若急发者，当先以"上病下取"之法治其标，后再调理治其本。

耳之炎，属中医脓耳、耳疳之辈。多由外感所发，反复感冒，或久而不愈，邪伏耳窍，新感伏邪，诱而频发，如是反复，故小儿耳之炎，新发治其标，病后调其本，或标本同治，必扶正御邪，断其伏邪犯窍之路。感冒最令耳窍犯病，耳炎乃上位之疾，调脾和胃，消食清热最为常法。外治之法实为标，内治之法实为本。

鼻、咽、耳等，人体之窍，于体虽微，应以微知著。窍者，于体在表，一望便知，乃气血交融、阳气汇聚之处，司外揣内，若为疾患应以整体之观，辨证论治，治病求本。

此三证，在中医属正虚邪留，依"四季脾旺不受邪"之理，总以中焦脾胃论治为大法。在现代医学归属于免疫功能紊乱，重建免疫平衡是为本治。

7　小儿汗出不治论

· · · · · · · · · · · ·

汗归五液（汗、涕、泪、涎、唾），令肌肤润泽，营卫调和。故《素问·阴阳应象大论》曰："阳之汗，以天地之雨名之。"《阴阳别论》云："阳加于阴谓之汗。"《温病条辨·汗论》曰："汗也者，合阳气阴精蒸化而出者也……盖汗之为物，以阳气为运用，以阴精为材料。"诸经皆明喻，汗为阴液，由阳气蒸腾气化而来，乃人体常象。之所以小儿"头身喜汗候"和"盗汗候"皆因于气血未充，腠理疏薄。

小儿汗证盖指静安适温之中，遍身或局部汗出过多，甚则大汗淋漓之候。小儿汗出虽为常见，而欲明其本质，详施其治法，并非易事。其难者，察今众医之治，有二类：一者，有责之于气虚、阴虚而妄补气阴，予人参、阿胶、生地黄之类；二者，有责之于钙亏而枉补龙骨、牡蛎、钙品等。然凡此药物久用生变，有致小儿热盛者，日久可成热盛之体，表现为口臭、手足心热（红赤、脱皮）、口唇红赤或潮红、大便干结、多鼻衄、尿黄、眼屎多等；有因钙品过剩而迟滞身长者，不胜枚举。故小儿汗出异与成人，医者应详察四诊，当首辨其属常属异，宜变宜调，不可妄论乱治。其中常汗（乃正常之候）有五不治，至于异汗当从别论。小儿禀纯阳之体，生机蓬勃，代谢旺盛，故汗必甚于成人。若小儿汗出较同龄儿为多，方思异常。故医者不必见儿之汗，盖论病证。

一不必治者，常常衣被过厚，或天气炎热而无减衣被者为一不治。小儿寒暖不知自调，久厚衣被，玄府常开，反易汗出，此最易感触风寒，须缓缓增减；初生儿因形气未充，常因得热则热，得寒得寒，稍与厚衣厚被，必令汗众，极易伤阴亡液，且传变迅速，是证亡者多，不可不慎。

二不必治者，玩耍嬉戏剧而汗多。小儿肌肤薄，藩篱疏，动之则阳气旺行，迫津外溢，只需先前减衣即可，不必治。而汗后不可骤然宽带解衣，此需谨记，因汗后玄府洞开，易为六淫所侵。

三不必治者，责之于乳食无常而汗多。小儿平素嗜食肥甘厚味、过酸、煎炸膨化之品致热盛于内，迫津于外，令周身汗多渍渍，仅须调其饮食即可，不必治之。

四不必治者，因惊因吓，或情志不遂而汗多者。小儿神气怯弱，心气未充，又汗为心之液，若情志不遂、情绪紧张，心气逆乱，乱则不敛，故而随之汗出，调其情志可愈。

五不必治者，头颈汗多，且出之有时，常于安卧之始，甚则汗多浸枕，属常候，不必治。如钱乙云："上至头，下至项，不过胸也，不须治之。"头为诸阳之会，诸阳交会，阳热升腾，故头汗。

至于小儿自汗、盗汗之别者，凡寐中汗出，醒时汗止，为盗汗；不分寤寐，无故汗出者，为自汗。然小儿之自汗、盗汗与成人有异，往往自汗、盗汗并见，故小儿之自汗、盗汗若非显候呈现，不必分别论治，盖谓多汗。至于小儿自汗、盗汗真证，必伴见诸多气虚、阴虚之候，常见于大病、久病之后患儿，是此，可依成人之自汗、盗汗论治。临证仔细揆度证情，分清虚实，不可一味补气、养阴。因小儿之自汗、盗汗往往虚实夹杂，如气虚之自汗又兼夹食滞、湿蕴、阳虚、营卫不和，是故补气者生黄芪、党参、五味子；温阳者补骨脂、淫羊藿、桂枝；消积者牵牛子、焦神曲、炒麦芽、大黄；化湿者苍术、车前子、生薏苡仁。阴虚之盗汗又可因伴热盛、肝火之不同而佐以清热、平肝之味，如生地黄、白芍、生栀子、柴胡、青蒿、地骨皮、生龙骨等。

8　小儿汗证八法论

小儿肌肤薄，藩篱疏，加之纯阳之体，其常汗多于成人，若无他症，皆可视为常象，不妄止常汗，有医家不悉婴理，有妄补钙品者，有识虚而峻补者，轻者热郁生火，常汗变异汗；甚者药毒生变，尤妄补钙品而迟长者不鲜。也有因小儿夜汗、昼汗而误断阴虚气虚者，实则小儿汗证属阴属阳不以时辰为要，须四诊合参。小儿汗之异证不同成人，故治法亦别于成人，常有八法：消积清热法、清热燥湿法、疏肝运脾法、调和营卫法、益气固表法、补气益阳法、滋阴养血法、理气活血法。

消积清热法

盖指消食积清胃热，应食积化热之汗。正如《幼幼集成·诸汗证治》云："如有实热在内，烦躁汗出不止者，胃实也，宜集成沆瀣丹微下之。"小儿系"稚阴稚阳"之体，"脾常不足"，饮食不知自节，又常喜肥甘厚味、煎炸膨化之品，或素为热盛之体，乳食不化，停聚中焦，积而化热，热邪郁里外越，故汗多，常伴见便干、溲赤、腹胀、腹痛、口臭、夜眠不安、磨牙、苔厚或黄等。常予消积方加减化裁。若积滞甚者，予焦麦芽、焦山楂、焦神曲、枳实、木香之品；若热盛重，予白茅根、黄芩、生薏苡仁之类。嘱节其饮食，常常户外更宜。

清热燥湿法

盖指清肺胃之热，化脾中之湿，应湿热蕴中之汗。小儿过食肥甘油腻，甘能助湿，肥能生热，或脾虚湿困，郁久化热，或暑月湿热为患，均可湿热蕴中，困阻脾胃，湿热熏蒸，外泄肌表则汗出渍渍。汗出肤热，以额、心胸为甚，可伴见眼屎多、口臭、口渴不欲饮、脘痞腹胀、舌苔厚（垢）腻、纳呆、便腻（大便黏腻不爽）、夜眠不安、急躁易怒之症，宜醒脾化湿、清热燥湿。与亚康方加减化裁。常伍于健脾渗湿之品，如苍术、猪苓、白豆蔻、厚朴、藿香、生薏苡仁、车前子之类。

疏肝运脾法

盖指疏理肝气，健运脾胃之法，应肝脾不和之汗。小儿或情志所欲不遂，或因精神紧张，或素有肝火之体，木旺乘土，致肝脾不和而汗多。此证之汗常因情志而发，伴见急躁易怒、多动、抽动、易惊、性格内向、怯弱体质、手足心热、大便干结、尿黄、易哭闹、喜冷饮、口唇红赤等。宜疏肝运脾、清热泻火。常予消积方加减化裁。如柴胡、麦芽、木香、枳壳、炒紫苏子、炒白芍等。乐其声、戏其情则更宜。

调和营卫法

盖指调和营卫之法。应营卫不和之汗。每多见肥胖儿，或他病之后，邪虽祛正未复。伴见畏寒恶风、时时喷嚏、神疲倦怠、纳呆等。正如《小儿卫生总微论方·诸汗论》云："营卫相随，通行经络，营周于身，环流不息，荣阴卫阳，荣虚则津液泄越，卫虚则不能固密，故喜汗出遍身也。"亚康方常伍桂枝、白芍、黄芪、防风之类；便干者加大黄、枳壳之类；汗出甚者加浮小麦、五味子、煅龙骨等敛汗之品。捏脊疗法令经络疏通、阴阳调和、气血运行，促升小儿免疫功能。

益气固表法

盖指补益肺脾之气而固汗之法。应肺卫不固之汗。多见平素体质虚弱或久泻久病之患儿。以自汗为多，亦见盗汗，头颈、胸背汗出明显，动则更著。常伴乏力、面色萎黄、毛发不荣，或羸瘦，或肥胖、易感冒、大便不化等肺脾气虚之候。正如《小儿药证直诀·胃怯汗》云："上至项，下至脐，此胃虚也。当补胃，益黄散主之。"又《幼幼集成·诸汗证治》曰："脾虚泄泻，自汗后而遍身冷，有时遇泻则无汗，不泻则有汗，此为大虚之候。急当补脾，理中汤。"是证与亚康方加减化裁，常伍太子参宜羸疲之儿，生黄芪宜胖肥之儿，重益气轻敛汗，有汗甚者可予浮小麦、五味子、煅龙骨等收涩之品。山药百合小米粥（山药、百合、胡萝卜、小米、适量小苏打），食之更佳。

补气益阳法

盖指补肺脾之气、益脾肾之阳。应肺脾阳虚之汗。常伴见四肢不温、畏寒恶风、大便多或完谷不化、夜尿多、易冻疮、易鼻塞等。宜与亚康方加减化裁，气虚偏著者加生黄芪、炒白术；阳虚甚者加干姜、制附子、淫羊藿之类；喷嚏多，鼻塞夜甚者加桂枝、苍术、防风；艾草沐足更效。时身柱灸者，强身健体相宜。

滋阴养血法

盖指滋补阴血之法。宜小儿盗汗之证。常见于久病、大病之后阴血耗伤或素体阴血亏虚者。以盗汗为主，常伴见消瘦、神疲、唇干、舌红苔少或剥甚、手足心烦热、哭声无力等。应治以滋阴养血。正如《幼幼集成》云："大病后气血两虚，津液自汗……宜黄芪固真汤。睡中汗出，醒来则止，此心虚盗汗。宜敛心气、养心血，用团参汤。"常予消积方伍与生地黄、白芍、当归、地骨皮、青蒿之类。

理气活血法

盖指理肺脾之气，活血化瘀之法。宜小儿之久咳、哮喘，易乳蛾等疾因于肺脾气虚，日久气滞血瘀者。患儿或自汗，或盗汗，或自汗盗汗并见，常伴疲乏无力、便干而少、面色萎黄、纳呆、唇舌暗红等气虚血瘀之象。宜与亚康方，伍与黄芪、当归、赤芍、丹参、地龙、桃仁、木香、枳壳等理气活血之类。

盖论小儿汗证，病因病机多变，临证之时应谨守病机，辨证精准，虽有八法止汗，亦不必拘泥，其理、法、方、药又当灵活施伍。

9 吴瑭治疳九法论

· · · · · · · · · · · ·

吴瑭认为，疳起因于饮食不节，喂养不当，病理机转在于脾胃不和，运化失健，创立治疳九法。九法多可归属调理脾胃之法。疏补中焦使脾运复健，胃纳转佳，生化有源；升降胃气使脾胃之气机升降正常，胃和收纳；升陷下之脾阳使脾中阳气充则气得以升，津得以运；甘淡养胃使脾胃功能渐复；调和营卫使患儿少感外邪，脾胃健旺；食后击鼓使患儿纳食增多，气血生化有源；调其饮食以祛除患儿病因，脾胃功能复常；苦寒酸辛药物驱虫使患儿胃肠道不受外邪所侵；丸药缓运脾阳，缓宣胃气，使脾阳运，胃气宣。故言：治疳九法中隐调理脾胃之法。

清代吴瑭在《温病条辨·解儿难》中论述了疳证的病机："疳者，干也，人所共知。不知干生于湿，湿生于土虚，土虚生于饮食不节。"认为疳证的病理机转在于脾胃不和，运化失健，提出治疳九法："疏补中焦，第一妙法；升降胃气，第二妙法；升陷下之脾阳，第三妙法；甘淡养胃，第四妙法；调和营卫，第五妙法；食后击鼓，以鼓动脾阳，第六妙法；《难经》谓伤其脾胃者，调其饮食，第七妙法；生有疳虫，再少用苦寒酸辛，如芦荟、胡黄连、乌梅、使君子、川椒之类，此第八妙法，若见疳即与苦寒杀虫便误矣；考洁古、东垣，每用丸药缓运脾阳，缓宣胃气，盖有取乎渣质有形，与汤药异歧，亦第九妙法也。"吴瑭之治疳九法甚妙，吾临证常用于疗脾系病之疳证、积滞、厌食、呕吐、腹痛、泄泻等疾，亦用于因脾胃之异所致营养不良，反复感冒，生长迟滞，五迟五软等疾病。

吾以为吴瑭治疳九法内隐调理脾胃之法：

一曰疏补中焦

吴瑭以为疳证患儿，病机为土虚湿盛，病在中焦，而中焦之证，应疏补相彰。疏即疏理气机，疏通水道，让湿有出路；补即用甘温之品益气健脾，恢复脾胃收纳运化之力，使生化有源。历代医家多用补气健脾之品（如白术等）治疗中焦脾胃之疾。小儿脾常不足，脾气虚弱，运化无力，若取壅补，则更碍脾运，此时应疏大于补，运脾强于补脾。"运脾"首见于《本草崇原》："凡欲补脾，则用白术；凡欲运脾，则用苍术。"运脾法归含汗、和、下、消、吐、清、温、补八法中的和法。"运"有行、转、旋、动之义，而运与化，恰是脾之功能，运者运其精微，化者化其水谷。故欲使脾健，则不在补而贵在运也。临证常用苍术、枳壳等运脾之品。苍术性味微苦，芳香悦胃，功能醒脾助运，开郁宽中，疏化水湿，正合脾之习性。枳壳疏肝和胃，理气解郁，东垣言枳壳"利气……消痞胀……利肠胃"，恰合疳证之病机。由此可知，吴瑭之疏与补，当指运与健，小儿中焦他证亦适用于此法。近代医家江育仁先生擅用运脾治法，并提出了"脾健不在补贵在运"之观点。

二曰升降胃气

疳证患儿，尤其是久疳患儿，临证常现厌食呕恶，少食易吐。此乃脾胃虚甚，胃气不降，气逆于上所致。正如《素问·六微旨大论》云："是以升降出入，无器不用。故器者，生化之宇，器散则分之，生化息矣。故无不出入，无不升降。"饮食消化吸收，津液输布，气血运行，均赖气机升降出入，胃气不降，水谷精微不入于胃，则脾无从生化。此类患儿，无论临床表现为疳、积、泻，均应调胃降逆，常选木香、炒紫苏子、姜半夏、白豆蔻、炒莱菔子。只有患儿胃气下降，胃和收纳，水谷方能得以运化。东垣言其理："盖胃为水谷之海，饮食入胃，而精气先输脾归肺，上行春夏之令，以滋养周身，乃清气为天者也。升已而下输膀胱，行秋冬之令，为传化糟粕转味而出，乃浊阴为地者也。"不仅如此，《素问·阴阳应象大论》云："清阳为天，浊阴为地。地气上为云，天气下为雨，雨出地气，云出天气。故清阳出上窍，浊阴出下窍，清阳发腠理，浊阴走五脏，清阳实四肢，浊阴归六腑。"即胃气下降的同时，伴有内入的"走五脏""归六腑"。升降胃气法亦提示，疳证患儿多伴恶食呕吐之症。

三曰升陷下之脾阳

脾主升清，胃主降浊。《素问·阴阳应象大论》言："清气在下，则生飧泄，浊气在上，则生䐜胀。此阴阳反作，病之逆从也。"小儿疳泻，脾气虚弱，中气下陷，患儿大便增多，完谷不化，食后作泻，治疗必升陷下之脾阳，以健脾和胃。脾主运化，主升，脾中阳气充则气得以升，津得以运，治疗以补中益气为法。中气足，脾阳升，则疳泻止。脾主运化，为后天之本，肾主藏精，为先天之本。《医门棒喝》言："脾胃之能生化者，实由肾中元阳之鼓舞，而元阳以固密为贵，其所以能固密者，又赖脾胃生化阴精以涵育耳。"脾与肾的关系为先天生后天，后天养先天。临证若见患儿四肢不温、下利清谷，此为气虚日久，脾虚不能制水，水湿壅盛，损及脾阳，土克水，脾病及肾，致肾阳虚衰。治疗时须在健脾和胃、补中益气基础上加温阳补肾之品，如炮姜、补骨脂、桂枝、制附子等。

四曰甘淡养胃

脾胃之证，三分治七分养。养分药养和食养，药养宜选性味甘、淡之品，《素问·至真要大论》曰："夫五味入胃，各归所喜攻……甘先入脾。"甘味入脾，能补、能缓、能和。淡有二意：一是能渗、能利；二是淡与甘合，甘淡配伍，性偏平和，使甘不致太过，甘太过易缓滞脾胃，影响脾之运化功能。小儿嗜食、暴食甘味之物而日渐赢瘦者即因于此。临证常选猪苓、茯苓、薏苡仁等。甘淡养胃之食养指清淡之食定益于胃，胃弱之儿，食疗于粥，如小米粥、山药粥、茯苓粥等。

五曰调和营卫

调和营卫法本为治疗外感之法，吴瑭于小儿疳证中论及，所应当为营卫不和之频发外感之儿。吴瑭言："水谷之精气，内入五脏，为五脏之汁；水谷之悍气，循太阳外出，捍卫外侮之邪而为卫气。中焦受伤，无以散精气，则五脏之汁亦干；无以行悍气，而卫气亦馁。"患儿反复感冒、乳蛾、咳嗽等疾，致脾胃功能减弱，运化失调，水谷之精不布，日久患儿赢弱。患儿愈赢弱，则捍外邪之卫气愈弱，则愈易犯外邪，日久令成疳证。此类疳证，如稼禾生长，虫害久伤，致稼禾弱长，若要使稼禾旺长，必先除其害，即调和营卫，远离外感，如此则虫害不伤，脾胃健旺，病疳可愈。临证所遇此类患儿甚多，治之应遵循此法，不可单一治脾。调和营卫以调整脏腑功能，燮理阴阳，促进气机升降出入，气化则湿化，湿化则土健，土运则水谷精微得化，营卫化生有源。

六曰食后击鼓

食后击鼓原指餐食时以鼓乐伴奏治疗疳证。吾以为应延伸为小儿疳证之成因及疳证之疗法。久疳患儿，多伴厌食，患儿往往不思饮食，食之无味，究其病因，多为情志不遂，久而伤及脾胃，故厌食成疳，或疳久厌食。在治疗上，首先应使患儿餐食情遂，心情愉悦，食欲启开，则疳证可愈。依"食后击鼓"此法，当嘱患儿父母：一则不可强儿进食；二则餐前不责骂患儿，或因父母不悦而殃及患儿；三则令儿就餐之境轻悦；四则令食物形、色、味美，促生食欲；五则于患儿就餐时伴以轻松悦耳之乐，令儿心情愉悦，以促进饮食之收纳运化，此即音乐食疗。食后击鼓实为促食促化之法。疳证患儿，多因于不良之饮食习惯所致，故当"食后击鼓"。若以打骂、强迫、催促等不悦之法，必致患儿饮食时心志惊吓，日久厌食，导致疳证。故曰"食后击鼓"乃是疳证之成因，亦为疳证治则。

七曰调其饮食

吴瑭在《温病条辨·万物各有偏胜论》指出："无不偏之药，则无统治之方……在五谷中尚有偏胜，最中和者莫过饮食。"调其饮食乃疗疳要法，一则许多小儿疳证源于小儿饮食不节，调其饮食，使患儿饮食节制有常，则病因祛除，疳证可愈；二则疳证患儿，脾胃虚弱，运化失职，须以食养为先。调其饮食，可以延伸为食养、食疗之法。多施糜粥甚益。嘱父母就餐定时定性，餐境愉悦，勿与强食，所食之物不宜过好、不宜过细、不宜过杂、不宜过凉、不宜过甘、不宜过酸、不宜过偏。其过好者，乃指膏粱厚味，泛指肉类食物；其过细者，乃指过度精细、过度糜碎；其过杂者，乃指无度、无时、无择；其过凉者，乃指过度寒凉；其过甘者，乃指过于甘甜；其过酸者，乃指过于酸敛；其过偏者，乃指过于单一，久食一两种食物。

八曰苦寒酸辛驱虫

对于因虫证所致疳证，可用性味苦寒酸辛之药物驱虫。叶天士认为，虫证为湿热所化生，脾胃虚，木乘土为其本质。乌梅丸方为驱虫专方，除了能够泻肝安胃，又具备辛开苦降、化解湿热的功效。柯琴《伤寒来苏集·伤寒附翼》言："蛔得酸则静，得辛则伏，得苦则下。"《得配本草》言花椒"酸辛制蛔"，胡黄连性味苦寒，苦能下蛔，寒以清解蛔虫上扰之热及肝胆郁热、食积之热，并能杜生虫之源。蛔虫习性，喜甘而恶酸苦，故得甘则动，遇酸则止，遇苦则安，治以酸苦之剂，使虫安伏，此为吴瑭采用苦寒酸辛药物驱虫医理。吾临证之时，小儿二周岁以后，不论相关检查是否有虫卵，每年驱虫一次，以春季驱虫效果更佳。

九曰丸药缓运脾阳、缓宣胃气

小儿疳证，为久因慢证，治疗上不可操之过急，临证用药亦不可使用峻剂，可选丸剂缓功慢效。除丸剂外，散剂、丹剂、膏方均宜此证。临证膏方多有应用，唯设计小儿疳证膏方应遵数则：一则伍方多以甘淡健脾之品，如茯苓、白术、白扁豆、薏苡仁等；二则处方之时宜考虑药物之出膏比率，如山药、葛根、麦芽、神曲等则出膏较多，且有健胃消食之功，常选；三则小儿素喜甘恶苦，设计膏方时应少用苦寒厚味之品如黄连、大黄；四则不宜选用矿石、虫类等药物，膏方作为一种特殊剂型，往往长服久用，久服矿石、虫类药物恐有小毒；五则不宜选用轻薄宣表之品，因药性轻薄，而制膏又须文火久煎，恐损药力，且不易成膏，影响效用。

10 小儿疱疹性咽峡炎论

疱疹性咽峡炎，乃柯萨奇 A 组病毒所染。四季均发，夏秋季多见。临床可见骤起高热、咽痛咽红、烦躁哭闹、流涎、呕吐、厌食、便干或腹泻、舌质红苔白厚而腻，可见咽部充血，咽腭弓、悬雍垂、软腭等处可见数个疱疹，周围红晕，可为小溃疡。中医归属时疫毒邪为患，多以时邪感冒、风温病、急口疮论治。此证易相互同染，患病之儿必与他人相离。因乃时疫毒邪所染，故小儿往往掣热不退，若辨证不确，用药不当，可变生危候，不可不防。当立以清热解毒、消积导滞之法。感热方主治，诸药合而武火轻煎，少量数服，小口频啜者令咽喉有局部外治之效。若便干者，伍以生大黄、枳壳、桃仁；高热甚者，伍以赤芍、葛根；咽痛哭闹者，伍以射干、薄荷。中医辨治此证必以解热、通腑、消积为要。小儿脾常不足，不可大苦大寒，既用也当中病即止，不忘顾护脾胃，必令苦寒之中伍以炒白扁豆、生白术、生薏苡仁、茯苓等健脾护中之味。

11　小儿咳嗽四时论

小儿肺常不足，易致外感；脾常不足，易为食滞；食滞困脾，脾虚生痰，故小儿易发咳嗽。小儿咳嗽若不速愈，迁延日久，则发为久咳。小儿久咳，因病程长，当分期辨治。吾将久咳分为四时（或四人）：未病之时（未病之人）、欲病之时（欲病之人）、已病之时（已病之人）、病后之时（病后之人），据其特点，分期调治，取效甚著。

未病之时重调理

未病之时（未病之人），指久咳患儿，此时虽未发咳嗽，然平素亦非健康之态，常常处于亚健康状态。未发病之时，需重视调理。此期乃调理久咳之关键时期，旨在增强抵抗力，恢复免疫平衡状态。久咳之儿，多与体质状态相关，尤关乎四种体质：一为气虚体，经常乏力、多汗、大便稀、面色萎黄等，健脾益气固表防邪；二为热盛体，经常手足心热、大便干、夜眠不安等，清胃泻火防内热招引外感；三为积滞体，经常纳呆、腹胀、口臭等，消积导滞邪祛正安，应注重恢复脾胃气机，以助正气；四为高敏体，每见久咳患儿，多肤白，或体胖，新生儿期易患湿疹，婴幼儿期易发湿疹、荨麻疹、喘息等，其患疾与免疫失衡相关，肠道关乎免疫功能，中医称与脾胃相关，当调脾胃恢复其免疫平衡。若小儿有以上表现，需谨养防咳。

易咳小儿，如《黄帝内经》所言"邪之所凑，其气必虚"，与正气不足密切相关，而正气依赖于后天脾胃，脾胃为气血生化之源，不断充养机体，机体强健，则防御外邪。正如《幼科发挥》曰："人以脾胃为本，所当调理。小儿脾常不足，尤不可不调理也。"脾主运，运化水谷，输布水液。小儿脾胃薄弱，乳饮失宜，致脾胃不和，水湿停滞为饮，留结成痰，伏痰若随气上干于肺，易发久咳。未病小儿虽未咳，应重调护。体质偏颇者分别给予亚康方化裁调脾助运、益气固表；消积方化裁清热消积、导滞固本。中医治病，三分治，七分养，儿之初生，应重饮食调护，勿食膏粱厚味，应定时进餐，以热饭、软饭育儿，少食不贪。脾胃强，则身体健。身柱灸、冷水面浴以强身健体也为常用之法。

欲病之时重防患

欲病之时（欲病之人），盖指久咳患儿病前状态，咳虽未至，唯欲咳之候已隐现，小儿已感有不适，若不干预，病必至。此期乃是截断久咳发生之关键时期，应加强生活调护，甚或药物干预，预防久咳发生。欲咳隐候常见于：喷嚏频作、咽不适、清嗓子、鼻眼瘙痒、偶干咳、夜眠不安、舌苔厚、口臭、眼屎多、大便干等症，此乃病前状态，示咳将至也。患儿虽未病，欲病之势已成，不加干预，易向疾病状态发展。此时应消食导滞，兼清热解表，嘱小儿饮食清淡、勿多肉蛋，频饮热浆、充足睡眠，如是则可欲病之态传变为未病之态。配合小儿推拿、足浴法（如三叶足浴方：艾叶15g、紫苏叶10g、枇杷叶10g）更宜。足浴令气血通畅，有扶正抗邪之功；或艾灸肺俞祛邪。欲病之人需细察大便，使其通畅，通则食积、内热去之有径，使病前状态逐步恢复至正常，从而截断久咳之发生，欲病已解，防病于未然。如《幼科释谜》曰："小儿之病，多由乳食未化，即或六淫相干成病，亦必兼宿食。"《小儿卫生总微论方》曰："停饮做痰者，由儿乳失宜，致脾胃不和，停滞其饮不散，留结成痰，若随气上干于肺而嗽者，此为痰嗽。"

已病之时重控咳

已病之时（已病之人），盖指小儿处于咳嗽状态，或伴发热、流涕、喉痰、喘息等。此期应以止咳为重。小儿咳嗽之因，虽在肺，多责之脾胃。饮食不节，脾胃积滞，气机不畅，又肺与大肠相表里，脾胃与大肠直接相连，共主浊气之下降，现浊气不降，清气不升，肺不宣降，则发为咳嗽。久咳后期，因咳久不愈，影响肺之生理功能，加之小儿脾常不足，久咳伤气，肺失宣肃，脾失健运，肺病及脾。在《幼科铁镜》中曰："顺传之嗽在脾，脾不能生金，金无所养，故嗽……其候唇口惨白，气弱神疲，小便清短，大便或溏泄，淡淡色白，便知脾嗽。"此谓肺病及脾，脾病及肺。若久咳小儿食滞为主，当以消食导滞、运脾为主，祛其生痰之源。导滞则胃气降，胃气降则肺气亦降，故止咳。运脾则清气升，清气升则浊气自降，故咳止。临床多以消积方加减。食滞已去，咳轻却未消，痰已成，应以止咳化痰、宣肺理气为主，及时控咳，咳嗽方主治。久咳伤气，肺脾俱虚，宜健脾益气、培土生金为治，扶正祛余邪，亚康方加减，达到扶正气、愈久咳之效。

病后之时重防复

病后之时（病后之人），盖指咳嗽已愈或少留余邪，唯正气尚未尽复，此仍处于非病非健之亚健康状态，必调理防复，若不如此，易咳后再复，反复不愈，遂为久咳。久咳初愈之儿，咳嗽虽止，正气已伤，尤令脾胃之气未复，脾胃运化薄弱，稍加不适，或为再感，或因食积再发。病后之时应重养防复，饮食调护，恢复脾胃功能，预防久咳之再发。饮食宜清淡、易化，多蔬菜，少肉、蛋、奶。粥疗之一者，山药百合小米粥（山药、百合、小米、胡萝卜、少量小苏打）用于久咳小儿肺脾气虚之调理；粥疗之二者，杏仁荸荠糯米粥（荸荠、山药、生薏苡仁、糯米、甜杏仁、少量小苏打）用于久咳之后，热盛阴伤调理。熬粥少佐以少量小苏打，如是则粥易糜烂，令儿易于消化。久咳之儿，最多食遗，忌食辛辣刺激之物，勿过酸、过凉、过甜、过杂、过咸之品；禁食"工厂化食品"，即工厂生产加工之饼干、薯片、火腿肠、果冻、酸奶等，依从医嘱，则不令儿久咳。

12 小儿咳嗽四人论
· · · · · · · · · · · ·

小儿咳嗽最为常见多发，乃肺系之常证。四季均发，秋末至春月最易，因其久咳不愈，反反复复，故父母为之烦心，医者为之难为。小儿咳嗽乃中医肺系一病，可见于现代医学之诸多病症，如气管炎、肺炎、喉炎、扁桃体炎、上呼吸道感染、咽炎等，咳嗽乃其一症也。中医将小儿咳嗽列为一病，故其非小证小疾，不易彻愈，反复日久，最易变为哮喘，尤其小婴儿之百晬嗽，咳甚不愈，病位深伏，变为肺炎喘嗽，进而逆传他证。现代医学将久咳不愈归为咳嗽变异性哮喘，中医仍应以咳嗽论治，不宜生搬对应。

小儿咳嗽之所以多发难治，多责之于医者重治轻防，多辨证于咳嗽的已病之人，忽略发咳前兆的欲病之人、咳后康复的病后之人、未咳先防的未病之人。即使正值咳嗽的已病之人，亦多重祛邪治咳，轻使扶正制咳。凡此种种，则咳嗽久拖不愈必成自然。

小儿首患咳嗽，尤须辨准速愈。若是小儿初咳，辨证谬误，久治不效，必致患儿病程久远，伤及肺、脾二脏。肺伤则极易为外感所犯，脾伤则卫气弱而不御，故咳嗽必日久反复，形成久咳。所以，小儿初患咳嗽，医者应仔细揆度四诊，正确辨证，精准用药，速战速决，顾护正气。父母者应依从医嘱，谨慎调护，规避食遗，忌因小儿初患咳嗽，不顾不治，或杂药乱投，损伤正气，令日后久咳不愈。概括小儿初咳：辨证正确，用药审慎，顾护正气，病后调理。

已咳之人，必四诊无谬，辨证准确。小儿咳嗽多因于外感、乳食、药毒三者。外感者，以风寒、风热、外寒内热居多，而寒热之辨尤为重要，宜遵咳嗽辨证五要。因小儿为阳盛之体，内热较甚，而热盛则易伤卫感邪，形成外寒内热之咳，此证更多，故临床辨证更应参合。

小儿咳嗽，或昼甚，或夜重，或昼夜均甚，唯小儿夜咳，无论轻重均应施治。有医者以为，夜咳偶发，无须治之，殊不知夜咳必予施治，盖因夜咳，则示阳弱阴盛，正气不拒，邪气泛扰。咳嗽施治，凡夜仍留有残咳者，示疗效未尽也。唯小儿咳嗽，辨治显效，留有昼时轻咳有痰，此病后微咳，可不药调护，得其康复自愈。

已咳之人，凡干咳者甚于痰咳。由干咳传变为痰咳，示病势渐衰；痰咳传干咳者，示病势渐甚。肺炎喘嗽之咳也类似于此。已咳之人，经治后，咳轻痰多，此期不止咳，宜调理扶正，不是则痰壅不化，咳嗽难愈。

小儿食咳，盖指因于饮食不节而致咳、而咳甚、而咳复者。小儿食咳，临证多见，此类咳嗽，必有食患、食节之嘱，若非此，必咳嗽不愈，反反复复。所谓小儿咳嗽之食节，当节鱼虾、肉食，宜清淡温软，食重则咳重。所谓食忌者，咳嗽之时，必忌煎炸、干燥、过酸、过甘、过咸之食，五味重则咳重。小儿咳嗽，更忌寒凉之食。

小儿之咳，遇冷则甚。盖风寒、乳食之冷，均可令肺卫失宣更甚，故咳嗽甚也。

冬月之咳，户外必遮盖口鼻，勿使冷风之气直入肺窍。乳食之冷，宜温之食之。

小儿之咳，动则甚。父母多有疑问，小儿咳病已瘥，唯玩耍运动之后咳起，甚则咳剧，为何？盖因小儿咳嗽之人，或咳后之人，运动之时，必息深动气，肺之宣发肃降不均，或宣发不及过甚，或肃降不及过甚，仍属宣发肃降功能失职，故咳甚。动则咳甚，属小儿咳嗽之正常病机。然而，不可因此限制小儿运动，动不过即可。

已咳之人施治，切忌药众量重。诸多小儿久咳之人，究其病因，或杂药乱投，伤及正气，卫外不固，反复外感，咳嗽久拖不愈。或重药使用，尤其抗生素类药物、激素等，虽有时获效，久用重使，必致正气损伤，此正谓药毒所伤，也多致患儿久咳不愈，凡此，临床遇之众也。

咳后之人，盖指已咳之人经治后，咳少未尽，大邪已去，小邪尚存，正气稍损。可见轻咳时作，喉中附痰，咽异不适，或动则咳多，面色萎黄、汗多，此乃肺脾两虚之候，当治以健脾益肺、扶正祛邪之法，如此则能完愈咳嗽之疾。切忌，咳嗽治久，虽有显效，但仍留有余咳，医者追加药力，更投重剂，使正气更伤，咳嗽经久不愈，唯扶正祛邪，正气复原，已咳之人才得长治久安。

未咳之人，反复久咳之人未咳之时，未发咳嗽，此未病之期，宜未病先防。因未咳之时，小儿并非健康之躯，多处于非病非健之状，类似于现代医学之亚健康状态，小儿亦有此状态，且小儿之亚健康状态更近于疾病状态，故四诊合参，明辨此状态之病位、病性、病因，施治于内外之法，调理预防，必会防咳于未发。秋月早春亦属咳嗽易发之时，预防调理，正当之时。

欲咳之人，盖指咳嗽前期之人。小儿咳发，其咳作之先，多有兆候，或有欲咳之病因，或有欲咳之前候，若能先于咳作而调治，则令咳止于萌芽之中。欲咳之人有二：一是平素易咳之人，每遇暴饮乳食，尤指膏粱厚味、煎炸膨化、寒凉生冷，之后一二日，必咳作咳剧，若能节制饮食，消食导滞，多可欲咳不作；二是寒暖不节，感风受寒，多伴见鼻塞清涕，喉痒偶咳，此欲咳之状，宜每晚热浴微汗，或足浴微汗，饮浆素食，卧安多睡，多能使风寒外驱，不犯肺卫。

欲咳不作。三叶足浴方有效：艾叶30g、紫苏叶10g、枇杷叶10g，水煎浴足，晚睡前沐至微汗。

已咳之人，忌项有三：

一曰过度使用抗生素类药物，必伤正气，应少使慎用，其止咳之功甚微，久用反增药毒。

二曰过度使用抗喘药品，众多平喘之药，虽有效于久咳之人，但其久用有毒，尤慎用于小儿之咳，久用则亦伤正，有缓滞小儿生长之忧。咳甚小儿，临急使用数日无妨。

三曰过赖外治，小儿久咳，外治之法众多，尤指贴敷之法，也多有疗效，但外治之法并非皆效，不可过度依赖，即使冬病夏治亦不可过用。内调之法乃不可忽略。

13　小儿外感咳嗽辨证论

· · · · · · · · · · · ·

小儿外感之咳，有风寒、风热、外寒内热之异。大凡咳嗽阵作，频繁甚著，且喉痒、清涕者，多寒咳；咳嗽断续，不以咳甚阵作，浊涕者，多热咳。咳嗽清扬多寒，咳嗽重浊多热。夜咳甚或晨起咳著者，多寒咳；昼咳甚者，多热咳。小儿吃多吃凉者，每多夜咳，此食咳也。久咳多寒；新咳多外寒内热。咳嗽因大笑因久语而咳甚者多寒咳。年长儿嘱其长吸气数次，之后咳嗽阵作者，必辨为寒咳。咳甚，施以温浆、沐足、厚衣而解者，必寒咳也。咳伴咽赤舌红、便干尿赤者，多热咳；咳伴清涕、喷嚏、鼻塞者，外寒也；二者兼备，多外寒内热之咳。咳嗽久用抗生素类药物而不效者，从寒咳论治者效；或久用清肺泻热之品而咳不愈者，多从寒治。现代过敏咳嗽，多从寒咳施治，或从于外寒内热。素有热盛之体，易招致风寒外感，令儿外寒内热之咳。积滞之体，易令儿外感风寒，生外寒内热之咳。寒咳难治，热咳易调。久咳之儿易发哮喘，易令迟长，易成疳气，易药毒为害。擅治久咳者，必以调理扶正为要，治未咳也。

14 小儿咳嗽内茶外浴论

· · · · · · · · · · · ·

小儿咳嗽常见多发，与治于茶，与治于浴，简便验廉。

咳嗽茶饮方

组成：炙款冬花 3g、炙紫菀 3g、炙枇杷叶 6g。

作用：寒热咳嗽兼备取效。

炙款冬花：辛、甘、温。入肺经。润肺止咳、消痰下气。润肺下气、止咳平喘。炙紫菀与炙款冬花为伍，化痰止咳常随。蜜制之品止咳更宜。

炙枇杷叶：苦，微寒。归肺、胃经。清肺止咳、降逆止呕。炙用止咳更益。

炙紫菀：苦、辛、甘，微温。归肺经。润肺化痰止咳。无论外感内伤，病程长短，寒热虚实均可用之。外感暴咳宜生用；肺虚久咳宜蜜制用。

服法：头饮少与煎煮，次饮沸水闷泡，频频饮服，宣肺润咽。

三叶足浴方

组成：艾叶 30g、紫苏叶 10g、枇杷叶 10g。

作用：现代研究证实该方有抗菌、抗毒、镇咳、平喘、祛痰、镇静、抗敏之功，正中小儿咳嗽之病机。

艾叶：辛，温。有温经、理气血、逐寒湿之效用。

紫苏叶：辛，温。归肺、脾两经。解表散寒、行气宽中。风寒感冒及脾胃气滞最宜。

炙枇杷叶：苦，微寒。归肺、胃经。清肺止咳、降逆止呕。炙用止咳更益。

用法：将以上三叶切小碎包煎，约 10 分钟即可。温热浴足，以药液没过踝关节为宜，使患儿缓慢适应至微微汗出，不必大汗。浴后与咳嗽茶饮方或温水徐徐饮之。可夜夜与之。忌寒凉食物。

适宜：喉痒咳嗽较甚者。夜咳不眠，阵阵而作，浴之则缓。

15　小儿肺炎喘嗽论

小儿肺炎常见多发，冬春尤众，常治以输液、雾化，唯中医介入甚少。因于此，令患儿痊愈缓慢，反复不鲜，且久用化学药物而致药毒者增多。可概括为，今法治之，事倍功半，往往邪祛正伤，得不偿失。

小儿肺炎，中医治则有三：

一则外感初期，病在肺卫，应中医多法治之，御邪于表，祛邪于表，使肺卫得和，令邪不能入里闭肺。或疏风解表，或散寒解表，或宣肺止咳，或解表清里，辨证论治。足浴、茶饮、推拿、食疗，诸法皆可并用，切禁化学药物，助邪入里，又伤正气。有医者，每遇外感，唯恐入里而致肺炎，急投化学药物，实不知如此反伤正气，引邪入里，即使此次得效，也令日后罹患更易。外感初期，饮食不节，亦易引邪入里，当嘱父母谨记。

二则罹患肺炎，当以中医为主，西医为辅。为主者，当以宣肺止咳为先，酌其表邪所存多少，配以辛温解表，或疏风解表，辛凉解表之法鲜用。用药之兵当施重剂，服药之法当小饮频为。咳甚喘重者，当查腹胀、大便。腹胀者，无论实胀、虚胀，当先除之，胀气不解，浊气不降，有碍肺之宣降，配加炒紫苏子、厚朴、枳壳、槟榔之辈；若便干、便腻者，当先清热导滞，通腑泻热，肠垢不除，必表里相及，肺闭难开，盖因肺与大肠相表里故也。伍以生大黄、炒牵牛子、枳壳之辈，桃仁常用，表里兼顾之品。为辅者，当以补液、镇咳、退热为先，慎用抗生素类药物，若属必用，也当中病即止，不可久施，恐伤正气，为辅者，急则治标也，实为中药起效争得时间。

三则肺炎喘嗽之后，当分辨余邪之多少，正气损伤之轻重，因人、因证而异，唯施中医之法调治。

邪存多少，当明表邪、里邪，表邪者当指风寒、风热之邪，里邪者当指痰热、痰湿之邪。又当查验积滞之多少，无论邪留所在，当以调脾和胃为先，补液、镇咳、退热、抗生素类药物等四法辅助可用。肺炎之后，慎施镇咳之品，唯恐留邪更久，只获小效。必以"扶正祛邪"为大法。所谓调治，当以调理为要。所谓调理者，当以理顺、纠错、减害、保养、调养为旨。病后调治最益防复。食遗之证尤当防范，故小儿肺炎喘嗽初愈，胃气初复，最易为乳食所伤，因食而发，当嘱当慎。

小儿肺炎喘嗽危候，临证者当明辨，辨之不明，治之不当，最易变生危候，甚则殒命。如是初生儿之肺炎、早产儿之肺炎、小婴儿之肺炎、毛细支气管肺炎、真菌性肺炎、恶性疾病化疗后肺炎、先天性心脏病合并肺炎、重度营养不良合并肺炎等诸病，病因多叠，病机多变，虚实夹杂，必难治，危象丛生，当慎之又慎！

16　小儿哮喘论

小儿哮喘，常见多发，难治易复，医者多不欲诊治，恐其不效无功。其实不然，虽小儿哮喘常（易）发难治，唯寻因精准，把握病机，施治得当，防治并举，以患哮之人而辨之，而非以人患之哮治之，如是必良效居功矣。

小儿哮喘成因有三：一因外感肺病，久病不愈，发为哮喘；二因脾胃不和，痰湿内生，卫气不充，六淫诱发；三因小儿外感常证，重药久施，正气不存，阴阳失衡，反复发作。

小儿哮喘诱因有三：一则外感六淫，或因于风寒，或因于风热，或因于热毒，总以外感诱发为众。往往每遇外感轻证之鼻塞、少涕，不过昼夜，迅速发病，此类最为常见。二则乳食不节，暴饮暴食，过饱过好，肥甘煎炸，辛辣干燥，寒凉不节均可伤脾损胃，引邪伏出，诱其哮喘。三则劳逸无度，多责之于玩耍过度，耗伤肺气，肺虚不宣，发作哮喘。然过逸则又令筋骨不坚，卫虚肉弱，反易为六淫所伤，终诱哮喘。故小儿之哮喘，不可过劳，又不可过逸。

小儿哮喘内因责之于痰湿、脾胃、营卫。素体痰湿易为外邪引发。脾胃失和，内生痰湿，又易频招六淫。营卫不和，卫外不固，又小儿不能寒暖自节，也易外淫诱发。

小儿哮喘，天地之因必因于风寒、风热、疫毒、湿毒；也可因于异物异味之毒，异物异味之毒发病因于小儿自身之反应，责之于己，己遇而发他不发即为此道。大凡食物过敏者，若非食后即发，不必绝避，避之过反不宜。

小儿哮喘亦有因于情志所伤者。年长之儿哮喘，可因于情志不遂而诱发，情志所伤，肝失疏泄，气机逆乱，肺气失宣，亦发哮喘。医者应有所知也。

小儿哮喘父母之因。人为也，盖指小儿之鞠养之道，《育婴家秘》云"鞠养以慎其疾"。小儿哮喘之疾鞠者，饮食起居调护之道也。小儿哮喘之鞠养有三：一则慎起居，不甚厚衣被，适寒冷；二则不甚贪凉，适暑热，当汗则汗，久不汗出，令玄府久闭不启，开合无度，反易为外邪所犯；三则不久居暖屋，适风雨，久不经风见雨，足不出户，令肌肤疏薄。

小儿哮喘医者之因有六：一曰重标轻本；二曰重施治轻调护；三曰重药效轻药毒；四曰重食养轻食忌；五曰重发病轻预防；六曰重医术轻医嘱（教）。

小儿哮喘之治有四：一治已病之人。哮喘已发，宜依病之轻浅，中西并举，主辅分明，迅速达标，久作难愈，咳嗽方主之，或并以炒紫苏子、白果、射干、蝉蜕、地龙等。二治病后之人。小儿哮喘标证初愈，余邪尚存，扶正祛邪兼备，或咳嗽方兼扶正之品，或扶正方兼祛邪之药，临证辨证，识邪之多少、病之轻浅而治之。三治欲病之人。小儿哮喘发前，多见欲病之象，或鼻塞少涕，咽痒轻咳，此为欲发之象，此当调护起居，沐足热浴，多饮热浆，轻证可愈，不为发病。若为欲病甚象，亦可咳嗽方加减阻病萌芽；或有腹胀纳呆、口臭苔厚之积滞之象而后发为哮喘者，亦为欲病之征，当消食导滞而不发。四治未病之人，盖指哮喘未发时，易发时令，调理扶正，减少复发。未病之人更为重要，必依小儿之体质状态属虚、属实、属寒、属热，辨证调之。

属热属实者，消积方加减；属虚者，亚康方加减；总以调脾和胃为始终。

治病必求其本，小儿哮喘之本，必以平阴阳、调气血、养脏腑、和脾胃为旨。

17　小儿易乳蛾论

小儿乳蛾之疾，常见多发，尤以周岁以后更易，因乳婴之儿，喉核尚稚，易感邪发病。乳蛾者，意含现代之扁桃体炎、腺样体增生症，又有急性、慢性之异，化脓、非化脓之分。中医以往无此称谓，称此为喉核肿大，后世医家称乳蛾，又分烂乳蛾。对于慢乳蛾之称谓者，多比同于西医之慢性扁桃体炎，但此谓稍显不妥。一则慢乳蛾仅示乳蛾状态，不显乳蛾发病状态；二则慢乳蛾可无候无症，故应谓慢乳蛾为易乳蛾，易者多发常见，类同易感冒、易肺炎喘嗽、易积滞之谓。易乳蛾，有反复发病，或无候持续肿大之意。小儿因易乳蛾，可致喉核肿大不消，不赤，可不热，仅见清咽不适、鼻鼾之症，甚则呼吸不续，久之致患儿智弱，此状甚少。

易乳蛾，必以扶正为要，正气存内，则致乳蛾不易，久不易发，年长后可自消，必不致动针刀之器。

易乳蛾治法有三：一曰调脾胃，脾胃旺，则喉核不受邪。二曰调饮食，少煎炸、干燥膨化、油腻之食，少其内热化火，必不致火热炎上。三曰调其二便，调大便者，必致肠腑润畅，糟粕不留，浊气必不上蒸；调小便者，令儿尿清尿多，内热分消，自不上炎。故三调之法，皆令乳蛾不易。

乳蛾急作，必发热，或热甚，其时，喉核肿大，必赤红，热毒炽盛、败血腐肉者可致烂乳蛾。急乳蛾热甚，故易夹惊，应临证审慎。

乳蛾急作，治之有三：一曰喉核红、肿、热、痛，有外感之症，便不秘者，感热方主之。年长之儿，可作汤剂，小啜频饮更效。可伍以赤芍、射干、连翘、葛根。重剂 2～3 天多能获效。二曰喉核红、肿、热、痛，便干腹胀者，消积方主之，多伍以赤芍、连翘、青蒿，亦可感热方加大黄、枳壳、赤芍，皆宜。三曰烂乳蛾，感热方、消积方，二法辨证论治，必伍赤芍、生薏苡仁、生黄芪、桃仁之品。羚羊角粉常用。

18 小儿血病论

. . . .

小儿血病，泛指小儿病位在血脉之出血、贫血、血热诸证，可归属于现代医学之白血病、再生障碍性贫血（再障）、血小板减少性紫癜等疾病范围。责之于中医之脏腑、气血津液异常。中医药治疗此类疾病具有独特方法。然而，此类疾病属疑难危候，病因复杂，病机错综，故治疗上，必审症求因，因人因时而异，诸法同使，不得长效者，可求一时之效而解一时之苦，不能求速效者，可求长久之缓效，总以解疾除苦为要道。

小儿白血病病证较多，属中医血证范畴，临证之时，区别实证、虚证、虚实夹杂证，依据出血、贫血、发热三大要症辨证论治。中医应从四个方面，开展临床研究。

一则调节患儿免疫功能，归属阴阳失衡所致，必依期调气血、平阴阳、安脏腑而实现，此法正合医理。

二则运用中医药方法杀死癌细胞，通常方法是通过筛选有此功效之中药单味或复方成分，如从砒霜中提取的三氧化二砷，此法虽有悖中医药理论，但也可尝试，从此研究者多专功于中药学、化学者，但应从临床有效复方中寻求线索，非闭门独思所得。

三则促癌细胞凋亡，运用中医药方法干预癌细胞程序死亡，当属中医"扶正祛邪"之理念，现研究多局限于实验室工作，距临床应用尚有时日，但定有前景。

四则运用中医药方法拮抗化疗之不良反应，即称之为减毒增效、减毒护髓，此研究思路也当倡导。化疗属当今治疗小儿白血病之重要方法，唯其众多不良反应，影响治疗过程，甚至正邪双亡，死于化疗之不良反应者众。

另如骨髓抑制之血虚、正虚邪犯之感染、胃伤之泄泻等。此类病证，中医药均有良效，应予倡导，如中医之丸、散、汤、茶、膏、锭、针刺、艾灸之内外治法。寓治于养之中的食养、食疗诸法均宜，多有效果，中西互补，必致疗效节升。

小儿再障分为急、慢二证，急证多属于中医血分热盛之证，此证凶险，短时夺命，归属热毒深伏骨髓，迫血妄行所致，此证多表现为大毒、大热之候，处方用药必急投犀角地黄汤、安宫牛黄丸立解毒、清营、凉血之功效，可不惜重剂，迅解热毒之邪，否则患儿会迅时传变，发为亡血、亡液、亡气之候。如有是证，必配伍益气、养血、回阳救逆之人参、地黄、肉桂、附子之品。慢证患儿中医优势更彰，临证时应审患儿之虚证轻重，别虚证之病位，属气、属血、属阴、属阳，但必于"顾护脾胃"为大法、长法，贯彻始终。其立法有二：一则避免脾胃所伤，如药物所致，尤指化学之药；二则益气健脾立法，盖"脾胃为气血生化之源"之理。不可因"肾主骨生髓"而一味补肾，是法取效甚微。

小儿血小板减少性紫癜，此患儿多表现为皮肤黏膜、内脏，甚至颅内出血，中医属肌衄、鼻衄、齿衄范围，中医治疗此证有三法：

法一，急性期当属中医血热妄行之证，必以清热凉血、解毒为主，不可单用止血之品，常伍以犀角、地黄、羚羊角、黄芩、黄连、栀子、青蒿之味，又可酌配仙鹤草、茜草、紫草及炭类止血之味。

法二，临床缓解之慢性期，应以调理脾胃为大法，促胃受纳，促脾化生，化气生血，气旺摄血，除此之外，应禁忌伤及脾胃之饮食、药物，如患儿久用苦寒之品、久食寒凉食物等。

法三，调和营卫，使其鲜患外感之疾，此证患儿多因卫气不固，加之寒暖不知自节，每多六淫犯卫，外感之疾频发，招致此证反复难愈。调和营卫，扶正祛邪，正气存在，邪又何干？亚康方合玉屏风散主之。然，小儿乃纯阳之体，热盛体质居多，热盛之体，又易患感冒、咳嗽、乳蛾之证，故在调和营卫之时，不忘清热利尿、清热泻火之品，如便干之大黄、青蒿，尿黄之白茅根、车前子，内热之栀子、连翘。

19　小儿胎黄论

············

小儿胎黄，必辨属常属异。属常者，则黄染有时有度，色浅泽明，数日渐退，无须治之。属异者，当别其黄在阴在阳。色黄深而明泽者，属阳黄，极黄者危。色黄，晦而暗者，属阴黄，难治。无论黄之属阴属阳，凡小儿神萎、不乳、声微者皆危候，常不治。

属常之黄，不必施治。有医者不明此理，妄投茵陈、栀子之苦寒清热燥湿之品，或重剂久用，伤及小儿肠胃，致使伤寒泄泻，久泻难愈，日后易为外感。故属常之黄，仅多迎日光之浴，频饮浆水，二便通畅，黄染渐祛。属常之黄，忌过度施治。亦有小儿轻黄属阳，数十日不消，若四诊合参无异，亦不从异论治，唯日沐多浆即可。

属异之黄，属阳者。法之本该清热解毒利湿，恐大寒伤正，宜淡渗利湿之品退之。盖因胎黄之阳，多秉承孕母，胎热、胎毒之气熏蒸所致。然初生之儿，脾胃尤为脆薄，苦寒之剂当慎施，即使当用，亦应配伍顾护脾胃之品，中病即止，不可久用。常施以：茵陈、栀子、茯苓、薏苡仁、玉米须、车前草、白茅根。若不遵嘱，必伤脾胃。轻者胎黄难退，重者阳黄转阴黄，更难痊愈。

小儿胎黄属异者，可辨证论治，施剂于纳肛之法，或复方浓煎保留灌肠，或汤汁细滤大肠缓缓滴入，此法可代脾胃受纳运化之功，亦可获效。复方制剂，沐浴祛肤之黄亦效，详参"小儿药浴论"。

孕母节辛辣、燥烈、厚味之品，必令胎热、胎毒为患者鲜见，小儿胎黄亦鲜。

小儿阴之黄，皆势重难治。病机于阳虚湿盛，寒湿为患，本虚标实，多责之于先天父母禀受有异，温中化湿是为大法，然初生之儿，脏腑娇嫩，不耐克伐，故施药不宜峻猛，常择：茵陈、太子参、炒白术、茯苓、炒薏苡仁、炮姜、肉桂、补骨脂。初生之儿，宜少饮频用。

20　小儿惊论

∙∙∙∙∙∙∙∙∙∙∙∙

小儿之惊，乃重危之候。每遇发病，父母最为恐慌，就医最为急迫。然小儿之惊，成因复杂，病机多变，不易即刻明辨，中西合为，多可获效，殒命者少。小儿之惊有热惊、食惊、疳惊、气惊、肝惊、痫惊、痫惊等诸惊之别。

小儿热之惊。最为常见，盖因外感热盛，火热之邪扰心窜脑，故令神昏抽搐。此惊多为时短暂，预后不恶。父母有惊者，小儿善发。热惊虽为标证，若是反复久长，亦可传变为恶，或发为痫惊、疳惊。小儿热之惊，当以制热为先，止惊为后，此所谓已病防变之意。有医者，知其既往易患小儿热惊，一有盛热，急投镇静安神之品，缓予解热之味，此非治惊之要。当先解热为要，解儿之热又当明辨热之因，热之理。小儿热惊，每于急热之时发惊，而小儿急热最为常见，故小儿之热可须臾骤变，尤以夜热、夜惊多发，医者当知，嘱父母细察。

小儿食之惊。亦谓小儿食厥，多因于小儿饮食不节，暴饮暴食，脾胃不堪重负，壅滞中焦，气机逆乱，水谷不为精微输布，反为浊气上逆清窍，发为食厥。小儿食之惊多有饮食不节之因，可见食后不久，突发面色苍白，倦怠神疲，呕恶神昏，吐之则解。惊之后调脾和胃，可获长效。

小儿疳之惊。多为疳证之慢惊风，可见于不时四肢蠕动，神志恍惚，疳之候尽现。类同现代医学之重度营养不良、佝偻病、贫血、脱水之疾。疳之惊，当以治疳为先。可参"吴瑭治疳九法"。

小儿气之惊。盖因情志所伤，情志不遂，责之有过，肝气逆乱，发为气惊。气惊之辨，必有因于情志所伤者，发病可见突发郁闷，不语不理，或四肢抽动，每遇发作，证候类同，针刺可解。另有小儿气之惊，遇情不遂，突然大啼不止，久不纳气，气郁不达，清窍失养，发为气惊，亦称气厥，类似于现代医学之癔病。以上均为实证。治之根本在于父母教子之过，过于溺爱、怯弱之体易发。

小儿肝之惊。多为邪毒峻烈，内陷厥阴，经筋刚柔不济发之。肝之惊，可见高热、神昏、抽搐、呕吐之候。治之宜清热解毒、镇惊熄风，清营、安宫、紫雪主治。肝惊类同现代医学之中毒性脑病、脑炎等症。

小儿痢之惊。特指疫痢之惊，因其势甚病危，常致小儿惊搐不止而亡。故小儿痢惊，最为凶险。小儿痢惊，其惊之候同肝惊。其异在于痢惊多见夏秋之季，湿热当令，必因于不洁之食。便下脓血者，邪有出路，其惊不险。未见脓血者，其惊最危，盖因闭门留寇之故。惊证有疑者，问儿之饮食，切儿之腹胀，望儿之神情倦怠、面色灰白，闻儿之口臭，虽无脓便，急令下法，导邪外出，可防传变，自不发惊，消积方加减。

小儿痫之惊。盖指癫痫之惊。辨证论治，众方甚多。然小儿痫惊，不可仅以镇惊熄风为配伍，宜纵观小儿之形神、五脏六腑、气血津液之盛衰，从本调治。脾胃之气最为要点。

21 小儿肤疾外治论

· · · · · · · · · · · ·

小儿皮肤之疾常见多发，尤以湿、疮、疖、疱、疹居多。内调之外辅以外治每获良效，常施复方百部煎：生百部20g、生苍术20g、黄连15g。加水适量浓煎至100ml外涂。具有清热、解毒、燥湿之功，多施治于湿热毒邪浸淫所致多种小儿皮肤之疾。

小儿红臀。红臀多指婴儿因久泻或尿褥久渍所致之肛门及周围皮肤潮红、皮疹，甚或糜烂，乃湿热浸淫局部皮肤所致。应用复方百部浓煎剂外擦局部，日3～5次，连用3日，1～2日即可显效。擦涂可适当伸入肛门内少许，效果更好。

传染性软疣。该病多由病毒感染所致，以面颈及躯干多见，散在分布，呈豌豆大小，其色如同常肤，瘙痒，接触传染。施复方百部煎外涂软疣及周边，日3～6次，连用3～5日，可有效消退软疣，预防传染，对继发细菌感染者更适宜。软疣多且反复者当配内调之剂。

皮脂溢出性皮炎。该病多见于6个月以内之肥胖儿。好发于发际、眉际、耳后及皮肤皱褶处，初为红色丘疹，后渐大为红斑片，常覆黄色油腻性痂皮，甚时可见淡黄色渗出液，常继发感染，时发时愈，临床疗效欠佳。施以复方百部煎外擦，日3次，连用3～6日，待将瘥后改日施1次，巩固6日。甚者，合内调脾胃。

丘疹样荨麻疹。又谓之丘疹水疱性荨麻疹，多见于3岁以内小儿。其皮疹如绿豆或黄豆，大小均匀，常丛集一起，以四肢伸面为多，初为红色丘疹，后呈疱疹，瘙痒明显，常常抓破。施以浓煎剂外涂，日3~5次，具有止痒退疹之功。甚者，当配服调脾和胃之品内治。

婴儿湿疹。多见于1岁以内患儿，呈丘疱疹样皮损，有渗出倾向，反复发作，中医责之于湿热毒邪浸淫，复方百部方煎清热解毒燥湿，正中病机。日外擦3～5次，连用1周，后可日1～2次，巩固防复。

小儿鼻疳、鼻疗。鼻疳乃指小儿鼻前庭及附近皮肤红肿、糜烂、结痂、灼痒的一种病变，非独由疳证而发，多由湿热毒邪熏蒸所致，常反复不愈。渗出液少者可用复方百部浓煎剂外涂，日3次，直至痊愈。渗出液多者，可先施该方共研细末，干粉之剂外敷，待燥湿结痂后改为煎剂外涂，巩固疗效。鼻疗，则指小儿鼻前庭部位疖肿，多由热毒引起，是方外涂显效。脓耳者，同法可冶。

22　小儿腹痛论

腹痛乃小儿常见多发。因于小儿生理病理之特点，小儿腹痛之候可因于年龄而有不同之候。婴幼儿之腹痛，因其表达能力所制，多表现为突发之啼哭、情绪不遂，并可伴见纳少、便干及腹胀；年长儿之腹痛，常可自述，多定位于腹部不适、脐周痛、疼痛轻缓，往往可自行缓解，发无定时。乳食生冷者易发。

现代医学认为，小儿腹痛乃肠系膜淋巴结炎所致，但其在病名及B超的诊断标准上仍未达成一致，故而众言不一。肠系膜淋巴结炎常继发于病毒性胃肠炎。然而，在诸多无症状小儿中也常见稍肿大之淋巴结。

在鉴除急危重症之腹疼后，小儿腹痛多责之于脾胃不和，亦称胃肠功能紊乱，乃胃肠道之功能性疾病。凡饱食、腹部中寒、贪凉食冷者均可成为病因。乳食过量或食物过硬不软，胃纳过量而脾运无力，壅积肠胃之间，阻滞气机升降，有碍胃肠消导之功，而出现腹胀、腹痛、腹泻或便秘。感受寒邪或过食生冷，寒客肠间，生冷停积于胃腑，寒凝气滞，不通则痛，则可发生腹痛。

小儿腹痛之治有内治、外治二法，轻证调其饮食可解。

内治之药，主要有二：其一为消食导滞、理气止痛，宜于积滞患儿，其常可表现为腹胀、口臭、便干、舌红苔厚、脉滑数。方用消积方加减。其二为健脾温中、温胃止痛。此法宜于腹部中寒或贪凉食冷者，常表现为腹痛得按则解，得温则减，舌淡苔白。方用亚康方加减。

外治之法，常以物理疗法为主，如温熨、热敷及热粥之法，此法最宜于寒性腹痛。

小儿腹痛之鉴别有六：

一者泄泻之痛。其腹痛常伴便质而稀、日有数解，详询其情，常有饮食不洁，或饮食不节之因。类同于现代医学之肠炎、痢疾。

二者肠痈之痛。其腹痛多有压之痛加，起止痛甚，疼痛持续加重并伴发热、呕吐等候，疼痛持续加重最有鉴别意义。胃肠功能紊乱之痛多为反复疼痛，疼缓，可自解。

三者肠套叠之痛。其疼甚难解，常伴见果酱样便，患儿常见面色发灰、神倦乏力。

四者虫证之痛。小儿常常饮食不洁，酸辛苦寒驱虫有效。

五者情志之痛。多为年长之儿，可因情志不遂，关爱不及而诉述腹痛，其腹痛多伴情志不遂，情志遂欲则愈，可多次发病，情境类同，盖因小儿每诉腹痛，必有情志所遂，故而自我发病。

六者他症之痛。如癥瘕积聚，其常缓慢日久，渐行加重，多伴羸瘦；腹型癫痫之痛，其平素必癫痫发作状，且施以抗癫痫药物显效；过敏性紫癜之痛，必见皮肤之斑疹；甲肝（阳黄）之疼，则必见巩膜黄、周身黄染。

总而言之，小儿腹痛常因于饮食或外感风寒之因，先始鉴别急危重症之后，每多易于调治，正如明代万全《幼科发挥》云："小儿腹痛，属食积者多。食积之痛，属寒者多。盖天地之化，热则发散而流通，寒则翕聚而壅塞。饮食下咽之后，肠胃之阳不能行其变化传输之令，使谷肉果菜之物留恋肠胃之中，故随其所在之处而作痛也。"

23　小儿泄泻论

小儿泄泻，病位中焦，乃脾系常证，四季时令均好发，夏秋季尤多。小儿泄泻，多责之于"脾常不足"，乳食不能自节，正如《黄帝内经》云："饮食自倍，肠胃乃伤。"陈复正《幼幼集成》云："夫泄泻之本，无不由于脾胃，盖胃为水谷之海，而脾主运化，使脾健胃和，则水谷腐化而为气血以行荣卫，若饮食失节，寒温不调，以致脾胃受伤，则水反为湿，谷反为滞，精华之气不能输化，乃致合污下降，而泄泻作矣。"中医小儿泄泻一病，与现代医学小儿腹泻类似，当属非感染性腹泻范畴，中医治疗此证更宜。

小儿泄泻有外感、内伤之别。外感又有风寒、暑湿之分。内伤则责之于实证，又分为伤乳食、伤冷食、惊泻。内伤之虚症有脾胃虚、脾肾虚。另有感冒夹滞之泄、食物过敏之泄，临证不可不辨。

风寒之泄。多因于风寒外感，伤及脾胃，或凉腹冻足，寒中脾胃，常见泄泻清稀、泡沫、肠鸣漉漉，多伴风寒表证之鼻塞流涕。治法当予疏风解表、温中消食。热奄包温中散寒之法甚验，取大青盐500～1 000g，炒热布裹，温敷中脘、神阙穴之位。又可艾叶煎汤沐足致额微汗出。热粥频食亦效。

暑湿之泄。多因于夏暑之月，湿热主令，直中肠胃，令湿热之泄。若因于暑令贪凉，风寒外感，又加之湿热内蕴，形成暑泻，类似于现代医学之肠胃型感冒，可于感冒中辨证论治，如感冒夹滞，或于泄泻一病辨证论治，如泄泻兼外感。无论何治，唯谨守病机，则治不谬误。而前者之湿热泻，则宜醒脾化湿、清热利湿之法治之。辨明病机，治之不难。

感冒夹滞之泄。当分清外感与积滞之多少、轻重，或予疏风解表为先，兼予消食导滞；或先予消食导滞为先，后予疏风解表。临证必别主次，兼而治之，不可偏一，非者效差缓愈。

内伤实证之泄。伤于乳食者，临床辨识较易。必有乳食不节之为，每见大便不化，闻之臭秽如败卵，治之当节制饮食，使小儿之"肠胃乃伤"得以复愈，消食导滞自不赘述。舌苔白厚腻、腹胀、夜眠不安、口臭等当为辨证之要点。食泻者，当遵万全《幼科发挥》："小儿吐泻，多因伤乳食得之……初得之不可遽止，宿食未尽去也。宜换乳食。"

惊吓之泄。多见于小婴儿怯弱之体，突受声音或非常之物惊吓，而后啼哭不止，不久泄泻。此为惊恐伤肝之气机，肝木乘土，脾阳被扼，则令惊泄。治法当温阳健脾，佐以蝉蜕、龙骨之品安神定惊。所谓温阳，盖因惊吓之泄，其小儿每多怯弱之体，又多见小婴之儿，每为脾肾阳虚，多见便多、色青、色绿、泡沫，此乃寒症，故当以温中通阳。温熨之法亦宜。

内伤虚证之泄。多因于久泄致虚，或大病之后，患儿气虚、阳虚之体，或先天气虚、阳虚，无论是复感风寒，还是饮食所伤，皆易令虚泻。

虚之泻不离脾胃气虚、脾肾阳虚，两者亦可互为传变。脾胃气虚之泻，必见于大便不化、色灰色白，食物残渣显见。伴有面色萎黄、乏力、羸弱等症，益气健脾是为大法，因脾虚不运，必致食滞不化，健脾之中，不忘运脾，故而常兼以消食导滞，可用神曲、麦芽、苍术、槟榔、炒牵牛子之品。

脾肾阳虚之泻，必见大便清稀、完谷不化。少凉泻甚，可见四肢不温、羸瘦脱肉、面白神倦等症。治法必予温阳补肾之桂枝、制附子，可酌选炮姜、补骨脂。仍应兼顾健脾益气，常用太子参、炒白术、莲子、炒山药。

内伤虚泻，粥疗促效。盖因脾胃之证，必三分治七分养唉。气虚，山药小米粥。阳虚，山药小米粥，并温服当归生姜羊肉汤，温补脾胃。推拿、温熨、艾灸、脐贴之法皆可辅佐，同为临证效法。

24　婴儿泄泻论
·············

婴儿泄泻常见多发，虽不碍食迟长，因其病久难愈，伤气损正，常令日后反复肺系之疾，不可不慎。临证多见于：便稀如水或稀糊之状，色绿或黄绿，日5～10解，量时少时多，便中乳食不化、泡沫、黏液、肠鸣漉漉，常伴漏肛、肛门潮红，甚则糜烂，多无热，病久诸治不愈。此乃风寒外感或寒凉直中肠腑所致。多显为"风寒外感，兼有湿热"之象。风寒外感，犯及脾胃，脾伤则运化失职，胃伤则不能受纳腐熟，以致清浊不分，并走大肠，故见泄泻。必以解表散寒，燥湿健脾为大法。

婴泻方化裁：茯苓10g、车前草10g、炒薏苡仁20g、炒山药20g、炒白术8g。煎汁频饮，日3服，续服数日。山药、茯苓、白术、薏苡仁燥湿健脾，炒之更效；车前草清热利湿，又有利小便实大便之意。可配伍葛根、炮姜、藿香、白茅根之味，更宜。

久泻肛赤糜烂者,施百部煎外擦及四周,日5～6次。外治煎剂,具有清热、解毒、燥湿之功,可治又防肛门之潮红、糜烂。婴儿之泻,外治热奄包效良:大青盐500～1 000g,铁锅热炒,厚布包裹试母面肤不灼,热熨患儿脐部至不温,以熨肤潮红为度,日二三熨。热熨具有散寒温经之效。现代研究证实热熨法之效,源于熨可缓解肠蠕之亢进,促消化之能力。婴儿之泻,有医者因其久泻不愈,误责之于乳母所伤,嘱其断乳,此为谬也,禁食母乳则令日后病患丛生。粥疗之法更宜:小米适量,加炒山药、炒薏苡仁,加少许小苏打,慢火久煮,以糜烂之浆啜食。

25　小儿秋泻论

......

小儿秋月之泻,多责之于外感,尤以3岁以内小儿多发。秋月燥气主令,秋风又多,而小儿"肌肤薄,藩篱疏",加之寒暖不能自调,故极易感邪,肺病及脾,肺为邪犯,通调水道之职涩滞,乃至水液代谢不常,脾运化之水湿不能经肺通调全身,下走小肠,致使小肠清浊不分,故而泄泻不止。

小儿秋泻与秋月之伤食泻、湿热泻有别。小儿秋泻,一是常伴外感轻症,如鼻塞少涕、咽红、发热。二是泻之量多、次频、粪少水多,或如水样、米泔水样、蛋花汤样,极易伤津亡液。三是泄泻初日,常伴见呕吐,且较甚较急,甚至食入即吐,1～2日后可自止。四是体弱之儿或感邪较甚,极易发生危候,常见邪陷厥阴之变,似现代医学之病毒性脑炎或中毒性脑病,不可不慎。但凡见高热突起、神昏抽搐者,速用清热解毒、醒脑开窍之法,如安宫、羚犀之类。五是秋泻常发生于秋月,但非秋月独有,四季可发,但凡小儿发病悉有上症者,均可参此辨证论治。

小儿秋泻治法,六字概括:解表、醒脾、利尿。解表宜用疏风散寒之藿香、紫苏叶、葛根之类;醒脾宜用醒脾化湿之苍术、茯苓、半夏、白豆蔻、厚朴;利尿者,宜淡渗利湿,利小便而实大便之意,宜车前草、生薏苡仁、猪苓、白茅根、泽泻、茯苓之品。方用藿朴夏苓、藿香正气、导赤、参苓白术之化裁。

小儿秋泻无伤阴伤液者，多四五日可愈，食疗之法亦有良效。一可养胃止泻；二可实肠增液，不可不使。宜小米山药薏苡仁粥：小米适量，怀山药切碎煮糜，用生薏苡仁煮水，加少许小苏打，慢火煮小米和上药至稠糊状，令小儿频食不限，每获良效。

小儿秋泻之治有三禁：一则禁予止吐之法。秋泻之吐，乃邪出自保之征，不必见吐惊慌，速给止吐之品。二则禁予止泻之品。同上之理，不必急于止泻，以免闭门留寇，尤其腹胀呕吐著者，止泻之法虽能暂缓吐泻，但极易邪毒内留，变生危候，终会吐泻再发，甚于初始。故慎用诃子肉、罂粟壳、五味子之品。三则不忘食节、食禁。小儿秋泻多伴纳呆、腹胀之症，脾胃受纳运化功能受损，故而禁食肉蛋煎炸之物，节食乳奶甘甜，唯上食疗粥方不禁。

秋泻极易伤阴液，诸如现代医学之脱水。对于伤阴耗液之重症，可予以补水、补盐、补碱，但应禁予抗生素之品。

26 小儿多动、抽动论
• • • • • • • • • • • •

小儿多动症、抽动症乃近代医者提出的小儿疾病，病因不明。在中医，并无专门论述，多动症其临床表现可见于痉症、脏躁、健忘等病症中，过去该证少见，更鲜见论述。目前，中医药方法治疗该病症疗效肯定。而抽动症则多属中医慢惊风、瘛疭、肝风等范畴。因其二病在临床表现上多有交叉，其主要病机也类似，治疗原则近同，故多将二病同论。吾以为，大凡近代提出的新病新证，不宜细分太过，如此众论，无所适从，更难为众医重复取效，故对此类病证宜简不宜繁，中医临证应以最简之法，医繁众之证，在简中寻求之变，此乃上工之术也。

二病之因之法有三：

一因于脾胃不和者，脾不运化，精微不化，清窍失养，经筋失润，故发二病，治之以调脾和胃是为大法，吴瑭治疳九法可揆情选用，常以甘淡养胃、调其饮食、升降胃气、升下陷之脾阳等法辨证论治。推拿、针刺、贴敷之法也宜。

二因饮食不节者，过食膏粱厚味、煎炸膨化、干燥辛辣之品，必致患儿燥热内生、肝火旺盛、扰心伐肝，遂成二病。如常食肉、奶、甘味者多见。治疗上必调其饮食，多素蔬果，饮食不可过好、过细。处方立法宜清、消、下三法互参。推拿之法也宜。

三因于情志所伤者，此因在二病也谓常见。多责之于过分溺爱，从小任性自我、夸张、躁狂，行为盖不自拘，久而久之，形成此证。此乃因于情志之一；又有小儿偶有二病之症，或因于他病有症，父母时常为此责骂体罚，患儿受惊受吓，每经受责，心脑更加印记，久之则形成二证。如因于外感疾病的小儿咽不适、异物感、喉中痰，为此，小儿常清咽发声，家长必责骂，或突然惩戒，久之则形成二病。故对于小儿偶发此病，或因病而有者，父母应禁责罚，不使患儿过分感觉。多动、抽动频现者，必移情别志，使其注意力分散，不过分关注在意，久之自愈。宜多玩耍、游戏。

另法，对无论何因之二病，均应劳逸结合之法实施。所谓劳，即增加运动，比其平常更加劳其筋骨，如户外游戏，尤其众人之集体游戏，又如游泳、长跑、球类等运动。劳其筋骨者，也必健其筋骨，畅其血脉，泻其肝火，故运动可抑二症。所谓逸者有二：一则小儿既要运动，应动静结合，禁过分躁动。一方面向上述一样多运动，另一方面又要让孩子勤习如琴、棋、书、画之类的静态之事，即所谓的养心、养神。二则使患儿睡眠足，睡眠好。大凡缺乏休眠者，必致患儿神燥、心烦，易生二病。另外，禁多视频及电子游戏等激情伤神之娱，切记！

27 小儿天癸早至论

· · · · · · · · · · · · ·

《素问·上古天真论》曰："女子七岁，肾气盛，齿更发长。二七而天癸至，任脉通，太冲脉盛，月事以时下，故有子……丈夫八岁，肾气实，发长齿更。二八肾气盛，天癸至，精气溢泻，阴阳和，故能有子。"此为小儿天癸之常态。有稍早于二七、二八至者亦可为常，晚至一两年者亦不为异，但早甚迟甚均属异。而今，天癸早至者多发，每见乳房早育、前阴早熟、女子月事、男子胡须长。

其病位在肝、肾二脏，亦可源于脾，因于心。因于肝者，肝气有余，郁而化火，肝火旺，责之于平素急躁易怒，过食辛辣，治之以龙胆泻肝之类，或消积方化裁。因于肾者，阴虚火旺之候，可因于药物，如激素等化学之物，知母、地黄或消积方、亚康方，加味知柏地黄丸主之。因于脾者，多责之于终日膏粱厚味、肉食有过，或滥用补物，一则令肾中精气早盈，天癸早生；二则饮食不节，脾胃运化无度，水谷之精微过丰，肾之充养太过，天癸早至。肥胖之儿亦可因于此。常云肾无太过，其实不然，小儿之天癸早至，可因于虚，也可因于实也。因于心者，多责之于小儿心志启蒙过早，视触淫秽之物日久，淫欲渐长，心火旺盛所致，必令小儿游戏多动，劳其筋骨，移情别志，治之泻心火，导赤散或消积方化裁。

28　小儿齿疾论

······

齿疾，后天得之者众，不可概责之于肾。齿虽生于肾，后天养护却关于脾胃，故脾胃关乎于齿。阳明经络循行连齿。齿疾之病因多源于脾胃失常，牙齿荣润坚固，赖脾胃之养。脾胃失常，后天之精不能充养，令齿牙变生疾患。齿疾众多，有齿龈肿痛、齿黑、齿黄、龋齿、龇齿、齿更迟、齿衄、齿枯、锯齿、牙疳。小儿齿疾者，重调其脾胃。

医家多肾与齿并论，其肾在体为骨，齿与骨均赖髓充养，齿与骨同出一源，齿为骨之余，凡人之牙齿润泽坚固，是肾气盛、津液充足之现，更常以齿长来测肾中精气之盛衰。正如《诸病源候论》云："牙齿是骨之所终，髓之所养。"然齿之疾后天得之众，不可概责之于肾，后天脾胃之运关乎肾精充盈，故脾胃关乎于齿。《慈幼新书》云："齿龈，上属足阳明胃，下属手阳明大肠。而其为病也，责胃居多，但所伤有胃血胃气之异。"《幼科发挥·原病论》亦有云："胃者主纳受，脾者主动化，脾胃壮实，四肢安宁，脾胃虚弱，百病蜂起，故调理脾胃者，医中之王道也。"脾胃失常，后天之精不能充养先天，齿疾生矣，故治肾者，善调其脾胃。

脏腑经络循齿络龈，《灵枢·经脉》云："大肠手阳明之脉……其支者从缺盆上颈贯颊，入下齿中……胃足阳明之脉，起于鼻之交頞中，旁纳太阳之脉，下循鼻外，入上齿中。"二经皆环绕过齿。手足阳明经之循行均经齿，故经络受邪，邪气亦可循经上行影响至齿，令患齿病。齿虽属肾而齿龈总属阳明经所络，龈肉乃脾胃所生，相连生疾，故齿疾与脾胃关系切。《难经·四十四难》云："唇为飞门，齿为户门。"食物入口先经齿咀，户门为食物之通路，故户门与水谷相关，胃受纳水谷而脾运水谷，故齿与脾胃关。

辨经络分治齿痛，《灵枢·论疾诊尺》云："诊龋齿痛，按其阳之来，有过者独热，在左左热，在右右热，在上上热，在下下热。"以阳明经之病变反应测知齿疾。《灵枢·杂病》云："齿痛，不恶清饮，取足阳明；恶清饮，取手阳明。"以经络辨证诊疗齿疾具体病位之治法。清代张志聪《黄帝内经灵枢集注》云："手足阳明之脉，遍络于上下之齿。足阳明主悍热之气，故不恶寒饮。手阳明主清秋之气，故恶寒饮。"齿疾，阳明经络传变所致，当分经辨治。

小儿齿疾因于脾胃。齿疾，从脏腑经络辨治，不独责之肾。脾胃为气血生化之源，气血虚则齿不荣。小儿乳牙初生，其生在脾胃，关乎肾，发龋齿者众，其因于乳牙稚嫩，易蚀，若常与甜食、膏粱厚味，必令食蕴胃肠，化湿生热，上蒸于齿，易发龋齿。年长之儿，肾气渐充、齿更发长，为恒牙生，其生在肾，关于脾胃，其牙齿之养护更关乎脾胃。土能承载万物，脾胃强盛，则固齿有力。脾主升清，气血津液充则牙齿荣润有泽。若脾胃失运，齿易生疾，溯本求源，则肾为先天之本、脾为后天之本，先天之本必赖后天之本充养。齿虽属肾，而生于龈，属阳明经所络。若现胃失和降，肠失传导，则湿热浊气上熏于齿，易生齿病。

脾胃热盛致齿痛。小儿齿痛龈肿责之脾胃热盛，《遵生八笺》曰："齿之有疾，乃脾胃之火熏蒸。"后世医家治疗齿疾时，遵循经络关联，根据病证虚实，实证多采用清泻阳明胃火治法及方药，如清胃散，乃治胃火之牙痛，虚证多滋胃肾之阴以降火。如《素问·缪刺论》曰："邪客于足阳明之经，令人齘齿，上齿寒。"齿疾，实火多因胃肠积热、感受外邪等引起。中医多认为实火牙痛与胃肠郁热有关，胃肠之热多郁于阳明经而化火，火循经上炎故齿痛。《幼幼集成》提出："小儿多食肥肉，齿牙臭烂不可近者，命为臭息，此胃膈实热也。"又曰："上下牙床肿者，此手足阳明实热也。"《口齿类要》曰："齿痛龈浮而不动，属于坤土，乃足阳明脉所贯络也，因胃有湿热故尔。"

食滞致齘齿。齘齿，俗称磨牙、咬牙、切牙、齿齘。齘齿者多源于中焦食滞，或食积蕴热。《幼幼集成》曰："梦中咬牙，风热也。由手、足阳明二经积热生风，故令相击而有声也。"秦伯未《中医临证备要》云："常人和小儿睡中上下齿磨切有声，亦属胃火偏旺。"《杂病源流犀烛》云："齿齘，乃睡中上下相磨有声，由胃热故也。"齘齿，概由胃热生风，切齿作声，故论治当从脾胃调之。胃热多源过食煎炸膨化之物，父母遂儿所好，以甜腻、膨化、燥热、健补之品为食，久损脾胃，水谷失运，积久化热。

阳明湿热致龋齿。"龋"，朽也，虫嗜缺朽也，亦作"虫齿"，与今之龋齿同也。齿疏，齿不密实，或因于口腔不洁，或因于浊污浸渍，久不去致齿黑、齿黄，甚致齿牙腐蚀而朽；或湿热熏蒸太阳、阳明二经，齿牙蛀蚀宣露，疼痛时作。概小儿饮食无节，乳食内停，脾失健运，故现湿热内停，湿性黏腻，浸附于齿，久致齿腐。脾气虚弱，水湿运化失职，湿浊上泛，会导致齿黄、齿黑。《济世全书》云："牙龈生虫，乃阳明胃上湿热甚而生也。"齿之疾，与食要切，如甘甜之品，多食则坏人齿。《小儿卫生总微论方》云："小儿牙齿病者，由风热邪毒，干手太阳之经，随经入于龈龋，搏于血气，则生宣烂。"又云："因恣食酸甘肥腻油面诸物，致有细黏渍著牙根，久不刷掺去之，亦发为疳宣烂，龈作臭气恶血。"

气血不荣致齿迟。齿迟者，小儿齿生过时而不出者，或迟缓者，或缓出而不长者，或齿更迟缓者。此非补肾取效，亦非补钙得功，乃因于脾胃虚弱，气血不足也，多责之积滞、疳气，后天失养所致。虽牙齿乃骨之所终，髓之所养，然肾精充乃赖后天之养，脾胃为后天之本，气血生化之源。脾胃运化失常，致精失充；或乳母失宜，乳汁不足，水谷乏源，后天之精无以生化，致齿迟。治本者，善调脾胃，以复脏腑之功，助肾精充。小儿以脾胃为本，调之则本健。

唯调乳母、节饮食、慎药毒，使脾胃无伤，则根固齿牢。

火盛、气虚致齿衄。齿衄乃血自牙隙或牙龈渗出之候，总分虚实，实证多见胃火迫血上溢，虚证多见气不摄血外溢。唐容川《血证论·齿衄》云："牙床尤为胃经脉络所绕，故凡衄血，皆是胃火上炎，血随火动。"若牙缝出血，量少色淡，缠绵不愈，遇劳则甚，面色萎黄、身倦乏力、大便溏薄、脉虚弱等，多责脾胃虚损，气血生化不足，脉络空虚，不能上输精微于齿龈，龈失所养，易为邪侵，发为齿衄；或中气不足，统摄无权，血自溢出，亦发齿衄。气血不摄致衄者，亚康方或归脾汤主之。

脾不升清致齿枯。齿枯、齿槁，皆谓齿失润泽。《幼科释谜》云："其由脾胃实火，作渴，口舌生疮，齿龈溃烂。"《证治准绳·幼科·死证》云："疳牙齿落，发疏黄燥，皮肤黑燥，惊风咬乳，夏齿泄屁，黑色绕口，此肾绝也。"其云齿脱肤枯皆由脾胃虚弱之疳证而来，虚极至肾亦绝。脾主为胃行其津液，上奉牙齿，使牙齿润泽光洁。齿之变，故当从脾胃论之。脾不升清，气血津液输布失常，齿不荣，或为质枯，如死牙死骨，色若枯白无泽，抑或色黄，或伴见齿疏、齿稀。医者常喜治以补肾，不验，何也？实乃小儿脾胃不和，或久为饮食不节，致津液不足，必调脾胃，促健运，方令齿荣更长。齿枯，或伴齿垢脱落者，多因脾胃虚弱，齿不荣、不固所致。或小儿有锯齿者，乃牙齿之上丛生细小锯齿状，也为齿不荣之象，非补钙获效，谨调脾和胃，循以硬食练其坚固，久则锯齿消。

29　小儿嗜异论

∙∙∙∙∙∙∙∙∙∙∙∙∙

小儿嗜异症又称为异食癖，也有叫异嗜症、异食症、食癖症、乱食症等，盖指喜爱摄取非常之物或食物，如纸屑、墙皮、煤渣、泥土、头发、指甲、生米、生肉等，常伴有厌食、乏力、面色萎黄、疳气等。小儿嗜异常见好发，男童稍多。其候顽固且持续，虽可吓止，仍偷偷咬食；有性格怪异者，常伴行为异常、紧张、焦虑、恐惧、警觉等情志之候。亦致营养不良、发育滞后。或致虫症、舌炎、口炎等。中医无嗜异症之称，当属疳证、积滞、厌食、虫症之范畴。现代医学认为该病可因于代谢功能紊乱，味觉异常或心理因素。

古代医家相关之论颇为丰富，择萃录之以为询阅。《小儿药证直诀·诸疳》云："脾疳，体黄腹大，食泥土，当补脾，益黄散主之。"《小儿卫生总微论方·疳论》云："其候腹大如鼓，上多筋脉，喘促气粗……唇口干燥，好食泥土。"《赤水玄珠·卷二十六·吃生米门》云："吃生米者，此胃中有虫。"《景岳全书·卷十七》云："凡喜食茶叶，喜食生米者，多因胃有伏火，所以能消此物。余尝以清火滋阴之药，愈此者数人。盖察其脉证有火象，故随用随效也。又有喜食炭者，必其胃寒而湿，故喜此燥涩之物，亦当详察脉证，宜以健脾温胃为主。"《证治准绳·幼科·脾疳》云："由乳食不节，脾胃受伤所致也，或乳母恣食生冷肥腻，或乳儿过伤，或饭后与乳致吐，或乳多眠久则变为乳癖，腹胁结块，亦为奶疳。外证面黄身热，肚大脚弱，吐逆中满，乏力叫啼，水谷不消，泄下酸臭，合面困睡，减食吃泥是也。钱氏，益黄散主之。杨氏，以灵脂丸，同益黄散主之。薛氏，用四味肥儿丸以治疳，五味异功散以生土。曾氏，调脾用参苓白术散（不乳食）。"又曰："诃梨勒丸，治小儿食疳，水谷不消，心腹胀满，好吃泥土，肌体瘦弱。"又曰："大胡黄连丸（钱氏），治一切惊疳，腹胀虫动，好吃泥土、生米，不思饮食，多睡吼哩，脏腑或泻或秘，肌肤黄瘦，毛焦发黄，饮水，五心烦热。能杀虫，进饮食，兼治疮癣，常服不泻痢。"又曰："小儿脾疳，常吃泥土，日久遍身通黄，医人不识，或呼为阴黄，宜服虎睛丸。"又曰："爱餐生米、面、炭、砖、瓦，是脾胃疳。芦荟丸（治小儿惊风五疳），芦荟、胡黄连、牛黄、天竹黄、草龙胆、茯苓（各半两），龙脑、麝香、人参、川大黄、雄黄（各一分），生犀（屑，二分），上为末，炼蜜丸，绿豆大。每服三丸，薄荷汤下，温酒亦得，化下亦无妨。"明代的《寿世保元·诸虫》说："诸般痞积，面色萎黄，肌体羸瘦，四肢无力，皆缘内有虫积。或好食生米，或好食壁泥，或食茶、炭、咸、辣等物者，是虫积。"《幼幼集成·虫痛证治》记载："凡腹内有虫，必口馋好甜，或喜食泥土、茶叶、火炭之类。"《医碥·黄疸》记载："又黄肿多有虫与食积，有虫必吐黄水，毛发皆直，或好食生米、茶叶之类。"《奇症汇·嗜污泥》载："有人饮油至五斤方快意，不尔则病。"又曰："一女子忽嗜河中污泥，每日食数碗方快。"《本草纲目·草部》中有采用猪肚黄连丸：治"小儿疳热"。又曰："小儿食土，取好黄土煎黄连汁搜之，晒干与食。"《幼科金镜录·疳积门总括歌》："骨热头焦五脏疳，胸烦盗汗发毛干，肚高脚细牙黑烂，遍体生疮泻痢兼，好吃泥土生米毁，炭、茶、葱、莱任皆餐，五疳消积肥儿剂，脱甲同投便见安。"提出其嗜异症与成人的虚劳病证相似，但非虚劳，治疗当清疳除积。《幼科金针·脾疳》："脾疳俗语称河白，生冷肥甘伤乳食，吃泥贪睡不生肌，腹膨顿泻非宜涩。"并论述了在治疗上应采用序贯疗法，先消去其积，用五疳消积散，积去以后，再进健脾丸，调养其根元，不可见泻即用收涩之剂。《温病条辨·解儿难》："小儿疳疾，有爱食生米、黄土、石灰、纸、布之类者，皆因小儿无知，初饮食时，不拘何物即食之，脾不能运，久而生虫，愈爱食之矣。全在提携之者，有以谨之于先；若既病治法，亦唯有暂运脾阳，有虫者兼与杀虫，断勿令再食，以新推陈，换其脏腑之性，复其本来之真方妙。"

本证所异食之物常见：指甲、纸屑、墙皮、煤渣、泥土、头发、木片、生肉、生菜、生油、生米、生面、石子、砖头、烟头、火柴、油漆、衣服或碎布、青草、过度咸酸辛辣等。同一患儿可异食一种或多种异物。本证机制有三：

一为虫积所伤：小儿饮食不洁，脏腑娇嫩，形气未充，易为虫伤。

二为脾虚胃热：小儿形气未充，脾常不足，疾病日久，脾胃受纳运化失常，积滞内停。

三为情志所伤：因于家人，暴受惊恐，小儿神气怯弱，肝郁不疏，致使情志发育缺陷，进而导致小儿性格孤僻，脾气暴躁或抑郁。

小儿嗜异之证当虚实辨证为要。病之初多以虫积、食积之实证为主；若见烦躁易怒、腹胀口臭、手足心热、大便秘结等则为实热证。中期可有脾胃虚弱、气血不足之候；后期可见血气耗伤、肉脱津亏之虚羸证候，常常虚实相兼。表现为毛发稀疏、面色苍黄、消瘦乏力、精神萎靡、困倦喜卧、食欲不振等则为虚证。

虫积嗜异：多由饮食不洁，感染虫毒，伤及脾胃，导致运化失常，异食他物。

临床可见面黄肌瘦、毛发稀疏、脘腹胀满、时或腹痛、巩膜蓝斑、唇周有白点或大便腥臭夹有虫体，也可大便镜检辨识。

积滞嗜异：过食肥甘，正所谓"饮食自倍，肠胃乃伤"，肥甘厚腻停聚中焦，损伤脾胃，运化失司，气机逆乱。临床常见纳少呕吐、腹胀烦躁、大便不化等候。

胃热嗜异：小儿脾常不足，纳运无力，日久生热，热扰气机导致饮食异常。临床见面赤唇红、口干喜冷饮、便干尿赤、手足心热、夜间磨牙、嗜食泥土、嗜食生米等候。

肝郁嗜异：家庭因素，情志所伤，肝郁犯胃，日久损脾，脾胃失和而嗜食异物。临床可见神气怯弱、性格孤僻，或易怒妄动、乱咬衣物等候。

脾虚嗜异：大病久病之后，失于调养，脾胃虚弱，运化失职，气血化生无源，五脏肌肤失养，故令儿异食。临床可见面色㿠白或萎黄、毛发稀疏而憔悴、腹凹如舟、肌肤干燥、睡卧露睛、不思饮食或多食多便等诸多虚弱羸瘦之候。

气阴两虚：脾胃虚弱，乳食停滞，日久生热，热盛伤阴耗气，致使气阴两虚，形成本证。临床常见骨蒸潮热，午后为甚、虚烦盗汗、手足心热、舌红少苔、腹部虚胀等候。

施治之要：病之位在脾胃。故以调脾和胃，驱虫导滞，消食清热为要。慎用大寒、大热、大苦之味。该证往往虚虚实实，或虚中夹实，切忌妄补。当缓消其积，消积不伤正，补虚不碍滞。

伍药之要：蛔虫积者可选川楝子、乌梅、使君子、芜荑；绦虫者选用槟榔、南瓜子、芜荑；食积偏于米面者可选神曲、谷芽、麦芽、鸡内金；偏于肉食者可加山楂、炒鸡内金等；腹胀烦躁、大便数日不行者，可选莱菔子、生大黄、厚朴、槟榔、牵牛子、枳实等；面赤唇红、口干喜冷饮者，可用大黄、栀子、黄芩、连翘、芦根、知母等；精神失常、孤僻抑郁者，可选用柴胡、佛手、薄荷、郁金、木香、香附等；腹胀不实、睡卧露睛、食欲不振者，可用人参、黄芪、白术、茯苓、山药、白扁豆等；口干苔少偏于阴虚者可选用生白芍、乌梅、生地黄、沙参；发作性脐周慢痛者可加炒白芍、木香、延胡索。

治疗之慎：

慎一：不宜责骂。

慎二：不忘行为治疗，必多令患儿及天地，受六气，每多户外游戏，移其心志。

慎三：调理脾胃是为大法，不忘补微量元素，五味俱食，不可偏味。

慎四：忌强迫饮食，食之有节有度，不可零食。

30 小儿艾滋病论

艾滋病全称为获得性免疫缺陷综合征，该病由人免疫缺陷病毒感染而引起，导致被感染者免疫功能部分或完全丧失，继而发生多系统、多器官、多病原体的复合感染和肿瘤等，其临床表现形式多种多样。儿童艾滋病乃指发生于十三岁以下儿童的艾滋病。吾定期巡诊艾滋病救治工作十年，成人发病远众于小儿。

古代文献对本病无明确记载。依据感邪性质及证候特征，其病因与疫毒、疬气等相似，发病过程与伏气温病、温疫等相似。依据不同时期的症状表现，小儿艾滋病多分见于中医胎怯、五迟、五软、发热、疳证、腹泻、痄腮、肺炎喘嗽、癥瘕、积聚及多种皮肤疾病中。其病因应属于中医学疫毒之畴，亦有医者谓之艾毒，正如《素问·刺法论》所云："五疫之至，皆相染易，无问大小，病状相似。"然艾滋病"疫毒"与传统之疫毒在传播途径、病因性质等方面均有所不同。儿童艾滋病主要是疫毒由妊母而及子，潜伏体内，伏于募原，侵蚀脏腑及气血津液，渐致脏腑虚损，气血阴阳失衡，且随生长发育，致发病期伏气自发或新感引动伏气而发；其发病早晚、病情轻重与正气强弱至关，但其易感性与正气强弱关系微小。

儿童艾滋病疫毒多秉承于父母的先天之精。故生后可见形体瘦小、肌肉瘠薄、多种畸形、脑髓空虚、体短体轻、声低息弱、神疲纳少、筋弛肢软、生长迟缓甚至停滞，常表现为五迟、五软之候。也有出生后体重正常者，然邪伏精血，毒蓄肝脾，阻气碍血，气滞血瘀，渐为癥瘕积聚，故肝脾常肿大。若正气不复虚极则邪毒潜伏部位较浅，浮于经络、肌肤之间，同样毒邪蓄积，阻气碍血，气郁血瘀，而见颈部瘰核肿大或全身瘰疬。

感邪之后多首损脾脏，脾运化无力，水谷不化，故可见小儿久泻不愈、食少纳差；加之先天禀赋极差，又乏后天充养，气血日匮，津液枯萎而成疳证表现；脾脏受损，气血化生无源，渐致他脏受损，终至五脏气血阴阳俱虚，尤其是脾、肺、肾三脏亏虚乃小儿艾滋病之基本病机。由于五脏失养，一则卫外功能不固，易受六淫入侵；二则五脏功能受损，易生痰饮水湿、气滞血瘀、化风化火之变。发病期可见各种疾患，如肺炎喘嗽、痄腮、口疮、皮疹、癥瘕、积聚等；至疾病后期正不抵邪，邪毒肆虐，阴阳虚竭，可见生长发育停滞，甚或恶寒肢冷，声低息微，脉弱细微等阴阳离决之候。故艾滋病之病变过程，其病机错综复杂、变化多端，非以单一之脏腑、气血津液、六经、卫气营血、三焦病机概其全貌。

临床表现病之初不著，或可见生长发育稍滞。但必见年越长则长越缓。进而则各种感染疾病增多，尤期以肺系之感冒、咳嗽、肺炎喘嗽常见。脾系病则以久泻、疳证、积滞、复发性口疮为多。皮肤疾病也是小儿艾滋病后期之特点，多现以荨麻疹、湿疹、皮肤真菌感染、皮肤粗糙、皮肤瘙痒。病至癥瘕、积聚，往往气血、阴精已枯，与之阴阳离决为时不远。

常见辨证：以正虚为主者，一曰脾肾阳虚、失于固脱；二曰脾胃虚弱，气血亏虚；三曰气虚血瘀、邪毒壅滞；四曰肾精不足、元阴（真阴）亏虚；五曰肾精耗竭、阴阳两虚。

以邪实为主者，一曰秽浊内蕴、心脾积热；二曰肝经风火、湿毒蕴结；三曰热毒炽盛、痰蒙清窍；四曰邪毒阻络、气虚血瘀。

常见之候：

一见无候：或仅见乏力、消瘦、生长发育迟缓。

二见发热：反复发热，热势高低无定，易招外感。

三见咳喘：咳喘是小儿艾滋病之常见症状，也是导致其死亡病症之一。

四见泄泻：泄泻反复难愈，常至阴阳离决而亡。

五见口疮：溃疡易得，反复多发，周围红赤、灼痛、口臭流涎，外感风热或脾虚乳食内伤者居多。

六见疳证：形体羸瘦、面色少华、毛发不荣、急躁易怒，是为疳气。

七见瘰疬：颈、腋下、腹股沟淋巴结肿大。

遣方之略：

略一，疫毒损胎者。体短形瘦、骨弱肢柔者，给予紫河车、桑寄生、枸杞子、熟地黄等补益精血；哭声低微、肌肤不温，给予杜仲、制附子、肉苁蓉等温阳补肾，同时给予茯苓、山药、党参等健脾，以后天充养先天；疲乏无力、多卧少动，给予黄芪、人参大补元气；肌肉瘠薄、皮肤干皱，给予茯苓、山药、白术、太子参益气健脾；嗳气多哕，腹胀泄泻，给予陈皮、砂仁、木香醒脾化浊；四肢欠温，给予桂枝、干姜温通经脉。

略二，无候感染者。以益气培元，解毒逐邪为主，患儿多无显候，顾护脾胃应始终如一，可给予党参、黄芪、人参健脾益气、扶正祛邪；实热重者可用黄芩、知母、天花粉、芦根等清热解毒生津；舌苔白厚腻者加苍术、薏苡仁、茯苓等健脾祛湿；血虚体弱者可选用当归、枸杞子、阿胶等补益精血；体弱畏寒者选用淫羊藿、紫河车等温补肾阳。

略三，急性感染期者。以外感风热、风寒、时邪为因，治以解表、清热、解毒为主。恶风、头痛，给予荆芥、薄荷、防风等疏散风热；发热重，给予金银花、连翘、柴胡等疏风散热；恶寒、无汗，给予藿香、桂枝、羌活、细辛等疏风散寒；咽喉肿痛，给予牛蒡子、射干等清热利咽；周身疼痛，给予葛根舒经散邪；皮肤瘀斑隐隐者，给予牡丹皮、石膏、玄参、青黛、紫草等清热解毒凉血。

略四，艾滋病前期者。证候多端，辨证论治。又以发热、恶风寒等外感症状为多，宜予连翘、金银花、防风、荆芥等疏风解表；消瘦乏力、少气懒言、多汗，给予黄芪、白术、党参、人参等益气健脾；多发瘰疬，给予白花蛇舌草、生薏苡仁、土茯苓、黄药子、海藻、昆布等化瘀消癥；腹痛腹泻、大便黏腻，给予苍术、白豆蔻、砂仁等健脾化湿；咳喘、咳痰，给予半夏、桑白皮、浙贝母、杏仁等止咳平喘化痰；抑郁、忧虑、恐惧，给予合欢皮、酸枣仁、柏子仁等养心安神。

略五，艾滋病期者。因诸脏精气衰竭，并邪毒鸱张，弥漫三焦、上下、内外，或深入营血、阻滞血络，实者愈实，虚者愈虚，病机变化多端。正虚为主者，暴泻如注、畏寒肢冷，给予补骨脂、肉豆蔻、炮姜、制附子、吴茱萸等温补脾肾；面色无华、毛发稀疏、舌质淡嫩，给予熟地黄、当归、白芍等养血补血；不思乳食、腹胀脘痞、大便溏泄，给予麦芽、陈皮、山楂、木香等健脾理气；两目干涩、畏光羞明，加枸杞子、菊花、夏枯草等明目；全身颜面浮肿、按之凹陷，重用黄芪，加防己、猪苓、泽泻、桂枝等温阳利水；肌肤甲错、面色萎黄或黯黑、午后或夜间发热，给予桃仁、红花、当归等活血养血；口干咽燥、五心烦热、低热盗汗，给予熟地黄、龟板、山茱萸、枸杞子等补益精血；咯血、吐血，加仙鹤草、白茅根、三七粉等止血；四肢厥逆、神志似清似迷、冷汗淋漓、脉微欲绝，给予红参、制附子、肉桂等大补元气、元阳。邪实为主者，口腔糜烂、口气腐臭、口腔内白斑附着，给予黄连、栀子、灯心草、滑石清热泻火；大便不通，给予大黄、芒硝泻下通腑；口角、二阴黏膜皮肤瘙痒、糜烂、溃疡，或小水疱、疼痛、灼热，给予龙胆草清肝泻火，黄芩、栀子等清热解毒，白鲜皮、地肤子利湿止痒，复方百部煎外涂亦宜；神昏谵语、惊厥，给予羚羊角粉、钩藤等平肝熄风，牛黄化痰开窍，牡丹皮、犀角、生地黄等清营凉血；抽搐者，给予全蝎、蜈蚣止惊。中成药紫雪丹、安宫牛黄丸亦应。

治法概要：

一要者，外感疾病为常见多发，应及时控制，少用化学药物，避免变证，久咳之患缠绵难治，未病防治肺炎喘嗽，非此常因心阳虚衰而亡。

二要者，调理脾胃应自始至终，"四季脾旺不受邪"，是为此道。脾胃健，则机体健。脾胃为小儿后天之源，亦为百病之源。

三要者，所患小儿常有脾胃之伤，多见纳呆腹胀，故食养、食疗、食禁、食节尤当不忘。此患儿往往口淡无味，喜食辛辣重味之品，如此则更伤脾胃，故食禁食节不可不顾。粥能养胃，粥疗更宜小儿。

首荐药粥：炙黄芪 15g、小米 50g、山药 100g，加少量小苏打，慢火久煮，至粥黏稠糜烂，少量红糖调味。常食无碍。

小儿艾滋病，预后恶劣，鲜有存活者。

31 小儿癔病论

············

小儿癔病是指由精神情志因素所致之精神障碍性疾病，主要表现为各种各样之躯体症状、意识范围缩小、选择性遗忘或情感爆发等精神症状，起病急骤，病程较短，预后良好，但易复发。多发生于 10 ~ 14 岁之年长儿。中医对该病的描述散见于脏躁、郁证、痉证、气厥、奔豚气、狂证、梅核气、百合病、失音、暴聋等病症之中。

本病系情志为病，古人论述参阅于下：早在《黄帝内经》中便有了较为深入的论述，如《灵枢·五乱》："清气在阴，浊气在阳，营气顺脉，卫气逆行，清浊相干，乱于胸中，是谓大悗。故气乱于心，则烦心密嘿，俯首静伏。乱于肺，则俯仰喘喝，接手以呼。乱于肠胃，则为霍乱。乱于臂胫，则为四厥。乱于头，则为厥逆，头重眩仆。"《灵枢·本神》曰："心怵惕思虑则伤神，神伤则恐惧自失……脾愁忧而不解则伤意，意伤则悗（闷）乱……肝悲哀动中则伤魂，魂伤则狂妄不精……肺喜乐无极则伤魄，魄伤则狂，狂者意不存人……肾盛怒而不止则伤志，志伤则喜忘其前言。"此为七情内伤使五脏受损而引发情志为病。《素问·举痛论》曰："怒则气上，喜则气缓，悲则气消，恐则气下，寒则气收，炅则气泄，惊则气乱，劳则气耗，思则气结。""思则心有所存，神有所归，正气留而不行，故气结矣。"情志不同则对气机之影响亦异。《金匮要略》中之奔豚病、脏躁、梅核气等病症与此病类似。《医方考·情志门》曰："情志过极，非药可愈，须以情胜。故曰：怒伤肝，悲胜怒。喜伤心，恐胜喜。思伤脾，怒胜思。忧伤肺，喜胜忧。恐伤肾，思胜恐。"《临证指南医案·郁证》说："郁证全在病者能移情易性。"强调了精神治疗对本病的重要意义。《古今医统·幼幼汇集·物触候第十九》说："大抵小儿随其心性，不可触逆。凡有所爱之物，不可强直取之。心神所好，若不遂欲，心气解散，神逐物迁，不食不言，神昏如醉，四肢垂輭，状若中恶……如有此证，询其母及左右，顺其所欲，然后用药则安也。"

小儿为癔者，其病前每多性格有异，多有易受暗示、喜夸张、好幻想、依赖性重、情绪不稳、敏感多疑、内向孤僻、胆小怕羞、感情用事或高度自我等性格特点。因于家长过分溺爱，纵容任性，家教无方，若遇情志不遂，事与愿违，情绪过度，令发本病。

其病因有恐惧、惊吓、批评、忧伤、紧张、悲痛、委屈、愤怒、责骂、暗示、任性、激动等情志过度。在机体患疾、疲劳、饥饿、不寐时更易诱发。

小儿癔病好发者有七：

一发者，素体热盛，急躁易怒、大闹毁物、面红便干，此乃情志不遂，肝气郁结，气余化火，窜肝扰心而发本病。

二发者，平素肥胖之体，突见闭目不语、呼之不应、喉中痰鸣，此乃平素痰湿之体，若遇情志不遂，肝郁不疏，痰气互结，上蒙清窍，神闭不开发为本病。

三发者，因突遇责骂，症见卧倒闭目、呼吸急促、过度换气、张口气粗，此因小儿肺脏娇嫩，脾常不足，情志所伤，肝失疏泄，引起肺失宣降。又因脾失健运，湿气不化，清窍被蒙发为本病。

四发者，突遇惊吓，胆战恐慌、面青哭叫、四肢颤抖、脉弦或紧，此因平素神气怯弱，惊吓过度，小儿情志不受，引动肝风，扰及心神发为本病。

五发者，突见患儿不语不食，甚至恶心呕吐、身体蜷缩不伸，此因患儿平素脾胃虚弱，若情志不遂、肝气郁结、肝气犯胃、胃失和降发为本病。

六发者，平素多梦夜啼、手足心热，突遇情志所伤，表现为哭闹叫喊、惊恐悲喜，或心神不宁、多发无定时、时作时止，此乃心火过旺、肾水不济、心肾不交所致。

七发者，大病久病之后，情志所伤，突见哭泣呻吟、无语不食、面色苍白、心慌多汗、脉细数无力，此因患儿大病之后，心脾两虚，加之久病溺爱，任性娇惯，若遇责怒，则心气不足、心失所养、脾虚不运发为本病。

外治之法，体针、电针、水针、皮内针、耳针、放血疗法均有良效。推拿疗法亦宜。生半夏末，或皂荚角，或石菖蒲末吹鼻取嚏，取其醒脑开窍之力。

内治之法，当据患儿之体质不同而辨证论治，其遣方配伍当参后述：疏肝解郁，选用柴胡、生白芍、枳实；理气选用枳壳、陈皮、炒紫苏子；消痰选用茯苓、姜半夏、炒紫苏子；腹满腹胀选用槟榔、木香、肉豆蔻；内热便干者选用生大黄、生栀子、车前子；烦躁易怒选用生龙骨、生白芍、蝉蜕；安神镇惊选用蝉蜕、钩藤、酸枣仁；面白唇淡、乏力自汗之气血不足选用当归、黄芪、太子参、鸡血藤、生地黄；血瘀疼痛选用生白芍、桃仁、川芎、延胡索；失眠多梦选用生龙骨、远志、首乌藤；乏力唇燥、舌红少苔之气阴两虚选用生地黄、麦冬、百合、玄参；面萎心慌之心脾两虚可用党参、茯苓、白术、黄芪、当归、龙眼肉、远志等；易惊易怒之心肝两虚可用甘草、小麦、大枣、酸枣仁、川芎；咳嗽痰黄选用葶苈子、川贝母、黄芩、芦根；手足心热、面色潮红等阴虚内热选用青蒿、地骨皮、生地黄、知母；夜惊夜啼选用蝉蜕、首乌藤、生白芍；郁热在里之多汗选用青蒿、生栀子、黄芩；气虚之自汗选用生黄芪、五味子、生白术；阴虚之夜汗多选用生地黄、葛根、生白芍、麦冬；乳食停滞属脾虚胃弱选用炒白术、太子参、炒白扁豆；乳食停滞属脾不运化选用苍术、炒牵牛子、枳壳；乳食停滞、胃火盛选用生大黄、连翘、生石膏。

32　小儿亚健康论
·············

人之体皆有三态，一则健康之态；二则疾病之态，也称已病态；三则非健非疾之态，亦谓之亚健康状态、未病状态、第三状态、中间状态、灰色状态。中医本无此称谓，但临证多遇此态之人。吾以为中医可借用此称谓，其内涵当遵中医之旨、中医之法、中医之方及中医之药。小儿亚健康状态如何？小儿亚健康之态亦存，只是与成人之态有异罢了。吾临证提及此证亦有十载有余，有同道问余，何以提及小儿亚健康状态？

小儿亚健康之态起因于何？因于一者，成人有亚健康状态，小儿乃成人之先，亦当有之；因于二者，临证发现，在小儿易感冒、易咳嗽、易乳蛾等诸证反复发作过程中，于二次发病之间，其儿并非完全健康之态，而是多处于此第三之态；因于三者，临证有识，诸多小儿肺系病、脾系病，每于病候显现之先，往往有某些先兆之候，此乃欲病之象，实为亚健康之态；因于四者，某些六淫外感、时疫或外伤、手术之后，虽原疾已除，但小儿并非完全康复，往往亦处于此态；因于五者，小儿之健康低质状态，生长发育缓慢之儿，或素体形神兼弱之儿，或久用抗生素、激素之儿，虽皆无大恙，但也非健康，当归属亚健康之态为宜。

小儿亚健康与成人有何异？一异，小儿亚健康状态更接近疾病之态，甚则处于欲病态、潜病态、病前态；二异，小儿之态因于情志所伤者鲜，仅年长儿可见。而成人因于此者众；三异，小儿亚健康易调，成人难治。小儿亚健康之态影响其生长，而成人更宜伤神成疾。

小儿亚健康状态之有于何？一责，饮食不节，过食、偏食，食之无常；二责，起居无常，衣被过厚，或贪凉伤表；三责，寐寤失衡，当眠不眠，或睡眠无常；四责，久居暖室，乏缺六气之润；五责，劳逸不节，动静不和，或因于太过，或因于不及；六责，过分溺爱，神气怯弱，少与群戏，羞见众人；七责，滥施方药，滥使补品，小病大治，药毒为害；八责，环境污染，食材有害，不良视见。凡此种种，皆令儿现亚健康之态。

小儿亚健康状态"病"位何在？所谓病位者，非疾病之病，盖指小儿亚健康归于何处？小儿亚健康之态病位居中，归属脾胃，可累及肺、心、肝、肾。脾胃不和乃病机之要也。

小儿亚健康之候何也？小儿亚健康之候因人而异，吾于临证之中常归属不同偏颇体质状态，依体质状态之异辨亚健康状态之别，如积滞体、热盛体、气虚体、阳虚体、痰湿体、高敏体、肝火体、怯弱体等。诸偏之体，可见诸候，详于小儿体质论。

小儿亚健康之调如何？

一调，谨遵八责，避之祛之；二调，调脾和胃为要，以体质偏颇之异而论治。

小儿亚健康状态，非健非疾也！示图以释。

小儿机体3种状态示意图

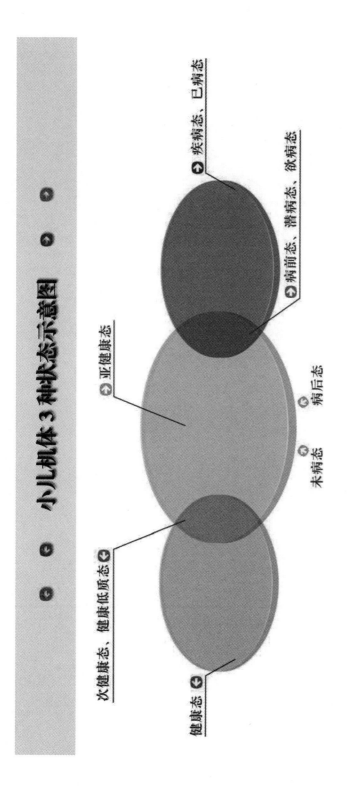

次健康态、健康低质态

② 亚健康态

③ 病前态、潜病态、欲病态

④ 疾病态、已病态

① 健康态

未病态

病后态

小儿疾病（状）态较少，也叫已病态，但真正的健康态也少，大部分为亚健康态，或叫未病态、第三态、灰色态、中间态，病后态也多处于此态之中。未病态与健康态交叉部分也可称为次健康态、健康低质态。而未病态与已病态交叉部分又可称为病前态、潜病态、欲病态。

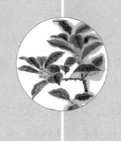

附录

别　论

·············

别者，异也、另也，弱论国医之已见。

国医学术论

中医又谓国医。中医学术，为中医之学问、之技术，贵在严谨，必真真切切，无须浮夸，谨守学术之道。做学术者，当先做人。清心寡欲，方能守神专一，居功利之心者，不可为学术。

中医之学术论著，不当求长论，求数据，求时尚。阅当今之文章，总感空而无味，不及古人耐人寻味。中医之论文必别于西医，文风不必套用，仅编辑有悟可纠。诸家临证之悟、之验、之法、之果，但凡源于临证之实际，虽片语短论皆为好文，不必求长。诸多杂志不以为然，故而虽出版众众，研读者鲜也。

中医学术组织如雨后春笋，甚益中医学术之交流提升。其职当以聚众家之人，众人之问，众方之术，互为畅言，互为交流，互为博采，如是更益中医之术。当今，时有中医组织，以名为利，少数学霸术霸，唯我独尊，忙于制规范，定标准，其心攻于树学术之权威，诸多学术活动，不依临证之实际，故倡应者鲜也。

中医科研，当以研究临床之疑问、之难题为要，不当以大而为之，不当以小而不为之，虽为小技小术，亦当深研细究。中医科研之法，当遵守原本之理道，不可规矩于现代西医，其模其仿，必不宜于中医科研。比如，强调中医科研必倡导数据、实验、循证、量化、客观，虽越究越细，其科研之结论往往与实际之临证谬误千里，且实践者少也！故中医诸多科研成果，转化临床者少之又少。吾以为，中医之科研成果评鉴，不以文字表达之好坏，汇报之精彩为基准，当细鉴临床实效实用。唯真正之中医科研成果，必经时日之历练。中医学术源于临证，而临证必诊治疾病于整体之中，故中医科研不宜过度细分研究指标，更宜据宏观、整体，终端标准科而研之。中医科研，强调其可重复性，更应强调其不可重复性。为中医科研者，更当临证之人为之，或依于临证之人。科研之疑问，当源于临证，如是所获之成果更益。

国医专科建设论

中医专科之建设，其益于中医临证之发展，专科建设当遵业有专攻之道，倡专科之特色疗效、之方法技术，规而纳之，楷模于诸家，如是则促临床提疗效。中医专科之建，不可过于统一，如统一称谓，统一标准，统一评鉴，且必拥有三个优势病种，必定规模，必备论著成果，必守标准方案，必遵统一路径。如是，必会使各专科弄虚作假，其专科远离临床实际。中医专科，应守"见苗培土"，忌"授种看苗"，必以临床有效，取信民众受益为首要。故中医专科建设，虽一证一方之小科，唯特色有效，力必推广。中医临床专科建设，宜统而不严，管而不细，百花齐放。唯不可为者，须统一严管。

先传承，后创新。

国医教学育人论

中医教育，授业育人，不同于西医，其培养之人，终归临证之用，中医看病乃看患病之人，非看人患之病，故中医临证之人，必通医理，知人道，悉天地之问，其研习当博聚众长，历练临证，古人师徒之道，每出众家名医，何也？谨守中医育人传承之法是也。

中医授业育人，吾以为：

一则，遴选研习中医之人，虽以高考为基准，当新立面试，以别学生之悟性、之兴趣、之心志、之言语。

二则，授业之师，必以临证之人且拥授传之能为首要，鲜有临证之师，怎好传教于徒。

三则，中医之教材编著，必以其真正临证大家所作，其题例、格式不必西效。

四则，学生之研习，当重基础，博广知。轻课堂，重临证。跟师带徒也宜。

五则，大学建设，教师之位当为核心。大学之人，其教师应占之七八。唯育大师为要，经费之用，用之一二即甚益大师之栽培，何至二三？当今，守此道者几何？